健身气功
竞赛规则与裁判法

HEALTH QIGONG

RULES AND JUDGING CRITERIA

国家体育总局健身气功管理中心◎编

U0258405

人民邮电出版社

北京

图书在版编目（ＣＩＰ）数据

健身气功竞赛规则与裁判法 / 国家体育总局健身气功管理中心编. -- 北京：人民邮电出版社，2021.12
ISBN 978-7-115-57085-7

Ⅰ. ①健… Ⅱ. ①国… Ⅲ. ①气功－健身运动－竞赛规则－中国②气功－健身运动－裁判法－中国 Ⅳ. ①R214

中国版本图书馆CIP数据核字(2021)第162660号

免责声明

作者和出版商都已尽可能确保本书技术上的准确性以及合理性，并特别声明，不会承担由于使用本出版物中的材料而遭受的任何损伤所直接或间接产生的与个人或团体相关的一切责任、损失或风险。

内 容 提 要

本书由国家体育总局健身气功管理中心编写。全书共两部分，分别对健身气功的竞赛规则和裁判法进行了详细说明。健身气功竞赛规则部分系统介绍了竞赛的组织机构、通则、评分方法与标准、功法动作规格常见错误与内容、设施标准，并提供了竞赛表格、场地示意图。健身气功裁判法部分系统介绍了竞赛的组织与岗位职责、通则、项目评判、基本要求、评分操作、组织、编排与记录、礼仪。本书的出版旨在提供关于健身气功竞赛的规范化、标准化参考，是健身气功裁判员、教练员、运动员及爱好者优化技术和参加竞赛的重要参考书。

◆ 编　　　　国家体育总局健身气功管理中心
　　责任编辑　王若璇
　　责任印制　马振武

◆ 人民邮电出版社出版发行　　北京市丰台区成寿寺路 11 号
　　邮编　100164　电子邮件　315@ptpress.com.cn
　　网址　https://www.ptpress.com.cn
　　固安县铭成印刷有限公司印刷

◆ 开本：700×1000　1/16
　　印张：9.25　　　　　　　2021 年 12 月第 1 版
　　字数：181 千字　　　　　2025 年 4 月河北第 25 次印刷

定价：49.80 元

读者服务热线：(010)81055296　印装质量热线：(010)81055316
反盗版热线：(010)81055315

健身气功裁判法
编委会

出版说明

举办健身气功竞赛活动是推动健身气功事业发展的重要手段。规范竞赛组织，提高执裁水平，推动健身气功竞赛规范化、标准化建设，是促进健身气功事业发展，助力健康中国、体育强国建设的务实之举。自 2006 年起，国家体育总局健身气功管理中心就组织专家对健身气功竞赛规则进行了全国性的专题研讨，在综合研判的基础上，结合健身气功功法推广的工作实际，先后颁布了 2007 版（试行）、2012 版、2017 版（试行）3 个版本的《健身气功竞赛规则》，并在 2021 年对 2017 版（试行）的部分条款进行了修改，这极大地推动了健身气功竞赛的规范化发展。

为进一步规范健身气功项目的竞赛管理体系、细化评分方式和方法，在现行规则的基础上，经过多次专题研讨，我们首次进行了健身气功裁判法的编创工作，其宗旨在于进一步健全健身气功竞赛机制，倡导科学规范，追求公正准确，引领竞赛方向，提高竞赛水平，服务竞赛需求。本次健身气功裁判法的编创是在前期竞赛实践的基础上，广泛征求专家和各界人士的意见和建议，反复修改而成的。其特点表现为：（1）在现有规则的基础上，本裁判法进一步明确了裁判人员的工作职责和具体要求的履行，改进了竞赛中的裁判分工和任务分配；（2）进一步细化了健身气功竞赛与评判方法各项条例，将健身气功普及功法、竞赛功法、气舞的评判方法和要求进行了分类和细化；（3）进一步细化了健身气功竞赛的组织与编排，增加了手记评分操作等具体执裁内容；（4）进一步规范了竞赛相关表格、竞赛礼仪和赛场规范等。但由于水平有限，健身气功裁判法中的一些内容仍存在着一定的局限和诸多不足，尚需经过多方推敲和反复检验，才能逐步完善。因此，我们诚恳地希望健身气功竞赛的专家学者和广大爱好者能够提出宝贵意见，以帮助我们更好地开展这项工作。

本裁判法的编写得到了北京体育大学杨柏龙教授、刘玉萍教授，上海体育学院虞定海教授、武汉体育学院石爱桥教授、集美大学高楚兰教授、南京艺术学院胡飞燕教授、天津中医药大学刘俊荣教授的指导，在此一并表示感谢。

国家体育总局健身气功管理中心

《健身气功竞赛规则与裁判法》编写组

2021 年 5 月 6 日

目录

第一部分　健身气功竞赛规则

第一章　竞赛组织机构···3
　　第一条　竞赛委员会···3
　　第二条　仲裁委员会···4
　　第三条　裁判委员会···4

第二章　竞赛通则···7
　　第四条　竞赛类别···7
　　第五条　竞赛项目···7
　　第六条　背景音乐···7
　　第七条　参赛服装···7
　　第八条　比赛顺序···8
　　第九条　赛前检录···8
　　第十条　比赛弃权···8
　　第十一条　参赛礼仪···8
　　第十二条　示分办法···8
　　第十三条　名次确定···9
　　第十四条　申诉规定···9

第三章　评分方法与标准 ································· 10

　　第十五条　功法评分方法 ······················· 10

　　第十六条　功法评分标准 ······················· 10

　　第十七条　气舞评分方法 ······················· 13

　　第十八条　气舞评分标准 ······················· 13

　　第十九条　得分计算 ··························· 15

第四章　功法动作规格常见错误与内容 ················· 16

　　第二十条　普及功法动作规格常见错误 ··············· 16

　　第二十一条　竞赛功法难度动作扣分内容 ············· 25

第五章　竞赛设施标准 ··························· 29

　　第二十二条　场地 ···························· 29

　　第二十三条　器材 ···························· 29

附录一　竞赛表格 ······························ 31

附录二　竞赛场地示意图 ························ 44

第二部分　健身气功裁判法

第一章　竞赛组织与岗位职责 ····················· 47

　　第一节　竞赛委员会 ··························· 47

　　第二节　仲裁委员会 ··························· 49

　　第三节　裁判委员会 ··························· 51

　　第四节　其他工作人员 ························· 57

第二章　竞赛通则 ····························· 58

第三章　竞赛项目的评判 ························ 62

　　第一节　普及功法的评判 ······················· 62

第二节　竞赛功法的评判 ································· 85

第三节　气舞的评判 ····································· 91

第四章　竞赛项目的基本要求 ······················· 95

第一节　普及功法主要动作基本要求 ················· 95

第二节　竞赛功法难度动作基本要求 ················ 113

第三节　气舞的编排 ···································· 119

第五章　评分操作 ····································· 122

第一节　基本要求 ······································ 122

第二节　计算机评分操作 ······························ 122

第三节　手记评分操作 ································· 124

第六章　竞赛组织 ····································· 126

第一节　赛前组织 ······································ 126

第二节　赛中组织 ······································ 129

第三节　赛后组织 ······································ 131

第七章　竞赛编排与记录 ····························· 133

第一节　编排与记录的基本要求 ······················ 133

第二节　编排与记录的基本原则 ······················ 133

第三节　编排与记录的基本方法 ······················ 134

第八章　竞赛礼仪 ····································· 136

附录　健身气功竞赛常用表格 ························· 137

第一部分
健身气功竞赛规则

第一章　竞赛组织机构

第一条　竞赛委员会

一、竞赛委员会组成

根据不同的竞赛规模，成立竞赛委员会或竞赛部（处），由负责本次竞赛工作的若干人员组成。

1. 主任 1 名，副主任 1—2 名。

2. 委员 1—3 名。

二、竞赛委员会职责

1. 贯彻公开、公平、公正的原则，监督仲裁、裁判工作，处理赛风赛纪问题。不干预仲裁委员会和裁判委员会职权范围内的工作，不改变仲裁委员会、裁判委员会的裁决结果。

2. 负责运动员（队）报名和审核，落实场地器材，准备裁判用品，设计、制作奖品等。

3. 负责安排裁判员业务学习及联络协调工作，组织召开裁判人员、领队及教练员联席会议等。

4. 组织竞赛秩序册编排和抽签工作，负责每日成绩公告、编印成绩册、组织颁奖仪式及分配比赛场地等工作。

第二条　仲裁委员会

一、仲裁委员会组成

1. 主任 1 名，副主任 1—2 名。
2. 委员 1—3 名。

二、仲裁委员会职责

1. 受理运动员（队）对裁判人员履行竞赛规则、竞赛规程有异议的申诉，并及时进行调查、听证、审议和裁决。

2. 召开仲裁委员会会议，出席人数超过半数做出的决定方为有效。仲裁委员会成员回避与本人有关联问题的讨论与表决。

3. 若仲裁委员会裁决评判是正确的，以书面形式通知申诉单位，并说明理由；若裁决评判是错误的，依照规则进行改判，并以书面形式通知总裁判组和申诉单位。对错判的裁判员，视情节轻重进行批评教育或建议竞赛委员会依据国家体育总局关于赛风赛纪的有关规定给予相应处罚。

4. 仲裁委员会对申诉所做出的决定为最终裁决，并报竞赛委员会备案。

5. 仲裁委员会对参赛单位提出的申诉规定以外的评判异议，进行调查处理，但不改变评判结果。

6. 对不服从仲裁裁决的个人与集体，视情节轻重可建议竞赛委员会给予通报、取消比赛成绩、取消比赛资格等处分。

第三条　裁判委员会

一、裁判委员会组成

（一）裁判人员

1. 总裁判长 1 名，副总裁判长 1—2 名。

2. 裁判长 1—2 名。

3. 编排记录长 1 名。

4. 检录长 1 名。

5. A 组裁判员 3—5 名，B 组裁判员 3—5 名。

（二）辅助人员

1. 编排记录员 1—2 名。

2. 检录员 3—5 名。

3. 记分员 1—2 名。

4. 计时员 1 名。

5. 宣告员 1 名。

6. 放音员 1 名。

7. 摄像员 2 名。

8. 计算机操作员 2 名。

二、裁判委员会职责

（一）裁判人员职责

1. 总裁判长负责大会裁判工作。检查落实竞赛前各项准备工作，保证竞赛规则与规程的执行；有权解释竞赛规则，但不能修改竞赛规则；在比赛中有权调动裁判人员工作和纠正裁判人员的错误；审核并宣布比赛成绩，负责大会的裁判工作总结。

2. 副总裁判长协助总裁判长工作，在总裁判长缺席时代行总裁判长职责。

3. 裁判长负责裁判人员的业务学习，具体组织裁判工作，行使裁判长扣分职能。裁判长不得干预裁判员的独立评分。对裁判人员的错误，可向总裁判长提出处理建议。

4. 裁判员在裁判长的领导下工作，严格执行竞赛规则，独立评分，并做好详细记录。A 组裁判员负责运动员（队）动作规格（气舞功法展示）的评分，B 组裁判员负责运动员（队）演示水平（气舞艺术表现）的评分。

5. 编排记录长负责竞赛编排、成绩记录等工作，主要包括审查报名表、编排秩序册和成绩册、准备竞赛表格、审核成绩和排列名次等。

6. 检录长负责竞赛检录、信息核实等查验、引导工作，主要包括查验身份证件、核对参赛号码、检查服装器械，检录上场顺序、引导队员入场，报送检录表格等。

（二）辅助人员职责

1. 编排记录员完成编排记录长分配的工作。

2. 检录员完成检录长分配的工作。

3. 记分员负责记录评分结果，并计算比赛成绩。

4. 计时员负责对竞赛演示计时。

5. 宣告员负责比赛现场的解说工作，介绍项目知识和竞赛的有关情况，宣告比赛成绩。

6. 放音员负责背景音乐的准备及比赛现场音乐的播放。

7. 摄像员负责比赛实况摄像，为仲裁委员会提供和播放相关录像，向竞赛委员会提交全部比赛录像。

8. 计算机操作员负责竞赛现场电子示分系统的操作。

第二章　竞赛通则

第四条　竞赛类别

1. 个人赛。
2. 集体赛。
3. 团体赛。

第五条　竞赛项目

中国健身气功协会推广的健身气功功法及各运动队自编的健身气功·气舞。

第六条　背景音乐

每个竞赛项目的背景音乐的选择等按每次竞赛规程规定执行。

第七条　参赛服装

裁判人员应着中国健身气功协会定制的裁判服，运动员（队）应着大会指定款式的服装。

第八条　比赛顺序

在竞赛委员会和总裁判组的组织下，由编排记录组实施抽签，决定运动员（队）的比赛顺序。

第九条　赛前检录

运动员（队）在赛前 30 分钟到达指定地点报到，参加第一次检录。赛前10分钟进行第二次检录。

第十条　比赛弃权

运动员（队）未能按时参加检录或上场比赛，则按弃权处理。

第十一条　参赛礼仪

运动员（队）在比赛开始前和完成比赛项目及领分后，应向裁判长行健身气功礼。

第十二条　示分办法

对个人赛和集体赛的比赛成绩实行公开示分。

第十三条 名次确定

一、个人单项或集体单项赛名次

1. 按比赛成绩由高到低排列名次。

2. 比赛成绩最后得分相同时，以动作规格（气舞功法展示）应得分高者列前；如仍相同，以演示水平（气舞艺术表现）有效分高分高者列前；如仍相同，以动作规格（气舞功法展示）有效分高分高者列前；如仍相同，名次并列。

二、团体赛名次

根据竞赛规程确定团体赛名次。

第十四条 申诉规定

1. 申诉的主体为各参赛运动队，不受理参赛运动员个人的申诉。

2. 申诉的内容为运动队本队对裁判长扣分的异议。

3. 申诉时限为裁判长宣告运动员（队）当场次参赛项目比赛成绩后 30 分钟内，由领队或教练员向仲裁委员会提出书面申诉，同时交付申诉费 2000 元，否则仲裁委员会不予受理。不论申诉结果如何，申诉费不予退回。

第三章　评分方法与标准

第十五条　功法评分方法

1. 每个比赛项目满分为 10 分，其中动作规格分值为 5 分，演示水平分值为 5 分。

2. A 组裁判员根据运动员现场功法动作的完成情况，用动作规格分值减去各种动作规格错误和动作失误的扣分，即为运动员的动作规格得分。

3. B 组裁判员根据运动员现场整体演示水平，按照整体质量、风格特征等评分标准进行综合评判，确定等级分数，该分数即为运动员的演示水平得分。

4. 裁判长对运动员出现重做、功法演示时间滞后、改变动作性质等错误，给予相应的扣分。

第十六条　功法评分标准

一、动作规格评分标准

动作规格扣分累计不超过 4 分（含 4 分）。

（一）规格错误扣分

1. 凡功法动作错误及手型、步型、身型、口型、手法、步法、腿法、平衡、发声、器械持握方法等不符合功法规格要求的，每出现一次扣 0.1 分。

2. 同一错误在同一动作中出现多次、同一动作出现多种错误或多人次在同一动作中出现错误，累计最高扣 0.4 分。

3. 竞赛功法中，凡要求静止 2 秒的动作，静止时间不足，扣 0.1 分。

4. 每出现一次附加、漏做动作现象，扣 0.1 分。

（二）动作失误扣分

1. 每出现一次身体晃动、脚移动、跳动，扣 0.1 分；每出现一次器械脱手、触地，器械开裂，坐垫移动，服饰影响动作，扣 0.1 分。

2. 每出现一次附加支撑，扣 0.2 分。

3. 每出现一次倒地、器械掉地，扣 0.3 分。

4. 每出现一次动作遗忘现象，根据不同程度，扣 0.1—0.3 分。

二、演示水平评分标准

（一）整体质量

1. 动作质量

动作姿势、动作幅度、动作路线、动作起止点和器械方法符合功法动作要求。动作与队形整齐，动作与背景音乐和谐一致。

2. 演练质量

劲力顺达、虚实分明、动作协调。呼吸顺畅、意念集中，眼神运用符合功法动作要求。

（二）风格特征

整套动作演示充分体现功法演练的主要风格特征。

1. 健身气功·易筋经：抻筋拔骨，刚柔相济，旋转屈伸，虚实相兼。

2. 健身气功·五禽戏：仿生导引，形神合一，动诸关节，引挽腰体。

3. 健身气功·六字诀：吐气发声，以声助气，形随声动，以气运形。

4. 健身气功·八段锦：立身中正，神注庄中，松紧结合，动静相兼。

5. 健身气功·大舞：以舞宣导，以神领舞，通利关节，身韵圆和。

6. 健身气功·马王堆导引术：循经导引，形意相随，旋腕摩肋，典雅柔美。

7. 健身气功·十二段锦：盘坐端庄，练养相兼，畅通任督，气运自然。

8. 健身气功·导引养生功十二法：逢动必旋，工于梢节，法于圆道，命意腰际。

9. 健身气功·太极养生杖：以杖导引，圆转流畅，腰为轴枢，身械合一。

（三）评分档次

演示水平分值为 3 个档次，每个档次分为 3 个级别，共分 9 个分数段。裁判员给分可到小数点后两位，尾数为 0—9。

演示水平分值档次的划分，级别与分数段的设定，如下表所示。

档次	级别	分数段
优秀	1 级	4.81—5.00
	2 级	4.61—4.80
	3 级	4.41—4.60
良好	1 级	4.11—4.40
	2 级	3.81—4.10
	3 级	3.51—3.80
一般	1 级	3.11—3.50
	2 级	2.71—3.10
	3 级	2.30—2.70

三、裁判长扣分

（一）重做

1. 运动员（队）因不可抗力造成比赛功法中断者，经裁判长同意，可重做一次，不予扣分。

2. 运动员（队）因动作失误造成比赛功法中断者，可申请重做一次，扣 1 分。

3. 运动员（队）临场因伤病不能继续比赛者，裁判长有权令其终止。经过治疗可继续比赛的，则安排在该项目比赛最后一组上场，按重做处理，扣 1 分。因伤病不能在上述规定时间内继续比赛者，按弃权处理。

（二）着装、器械、场地、背景、音乐等不符合规程规定，各扣 0.1 分。

（三）普及与竞赛功法比赛中，音乐结束后未完成动作，扣 0.1 分；气舞比赛中，未在规程规定的音乐时间内完成动作，扣 0.1 分。

（四）自编气舞套路内容不符合规则与规程要求的，每出现一次扣 0.1 分。

（五）竞赛功法每出现一次改变动作性质的情况，扣 0.2 分。

（六）集体赛每多 1 名或缺 1 名运动员，扣 0.5 分。

第十七条　气舞评分方法

1. 每个比赛项目满分为 10 分，其中功法展示分值为 6 分，艺术表现分值为 4 分。A、B 两组裁判员均按 10 分制打分，按照功法展示 60%、艺术表现 40% 的权重计算应得分。

2. A 组裁判员根据运动员现场动作的完成情况，按照规格与演示的评分标准进行评判，动作规格分与演示水平分相加，即为运动员的功法展示得分。

3. B 组裁判员根据运动员现场整体艺术表现，按照编排与结构，音乐与动作，背景、服装与道具的评分标准进行综合评判，确定等级分数，该分数即为运动员的艺术表现得分。

4. 裁判长对运动员出现整套动作演示时间不足或滞后、套路内容不符合规则与规程要求等错误，给予相应的扣分。

第十八条　气舞评分标准

一、功法展示

（一）内容与要求

1. 以中国健身气功协会推广的健身气功功法动作为素材，自创主旨，自编功法，自配音乐，自选背景与服装。

2. 整套动作中必须要有完整的健身气功功法动作。

（二）规格与演示

依据第十六条功法评分标准进行评定。整套动作充分展现意、气、形的完美融合与功法意境。

13

二、艺术表现

（一）编排与结构

整套动作结构新颖，步法运用符合健身气功本质属性。队形变化多样、流畅自然，构图层次分明、主旨突出，有创意。

（二）音乐与动作

音乐形象表现准确，音乐节奏的韵律与动作的韵味相辅相成，音乐风格鲜明，具有独特性。

（三）背景、服装与道具

背景表现内容积极向上，具有很强的时代性、人文性、艺术性。服装大方得体，能呈现出主题思想、情感或有强烈的色彩对比。使用的道具必须符合健身气功功法要求。

三、评分档次

艺术表现分值为 3 个档次，每个档次分为 3 个级别，共分 9 个分数段。裁判员给分可到小数点后两位，尾数为 0—9。

分值档次的划分，级别与分数段的设定，如下表所示。

档次	级别	分数段
优秀	1 级	9.61—10.00
	2 级	9.21—9.60
	3 级	8.81—9.20
良好	1 级	8.21—8.80
	2 级	7.61—8.20
	3 级	7.01—7.60
一般	1 级	6.21—7.00
	2 级	5.41—6.20
	3 级	4.60—5.40

第十九条 得分计算

1. 动作规格（气舞功法展示）的应得分、演示水平（气舞艺术表现）的应得分，以及运动员（队）的最后得分，分别计算到小数点后第二位数，小数点后第三位数不做四舍五入。

2. A组4或5名裁判员评分时，去掉一个最高分和一个最低分，取平均值作为运动员（队）动作规格（气舞功法展示）应得分；如3名裁判员评分，则直接取平均值作为运动员（队）动作规格（气舞功法展示）应得分。

3. B组4或5名裁判员评分时，去掉一个最高分和一个最低分，取平均值作为运动员（队）演示水平（气舞艺术表现）应得分；如3名裁判员评分，则直接取平均值作为运动员（队）演示水平（气舞艺术表现）应得分。

4. 运动员（队）动作规格（气舞功法展示）应得分与演示水平（气舞艺术表现）应得分之和，减去裁判长扣分为其最后得分。

第四章 功法动作规格常见错误与内容

第二十条 普及功法动作规格常见错误

一、健身气功·易筋经

各式名称	常见错误
预备势	站立时，身体未中正
韦驮献杵第一势	1. 双臂上抬时未成前平举 2. 两臂屈肘回收合掌时，指尖未向斜前上方约 30°；掌根未与膻中穴同高
韦驮献杵第二势	1. 两肘抬起时，掌臂与肩未成前平屈 2. 两掌屈肘后外撑，力未在掌根；两臂未成水平
韦驮献杵第三势	1. 翻掌未至耳垂下；虎口未相对 2. 两掌上托未至头顶；掌心未向上
摘星换斗势	1. 摘星时，改变步型 2. 起身换斗时，未以腰带臂；中指指尖未在同侧肩髃穴垂直上方
倒拽九牛尾势	1. 握拳时，未从小指到拇指逐个相握成拳 2. 前拽后拉时，未以腰带臂
出爪亮翅势	1. 展肩扩胸时，未保持掌心相对 2. 两掌前推到位时，未分指瞪目

各式名称	常见错误
九鬼拔马刀势	1. 下蹲时，改变步型；后臂未上推 2. 左右换势时，两手未经侧平举
三盘落地势	1. 下蹲时，直臂下按，两掌根未至环跳穴同高 2. 口型错误，未发"嗨"音；外八字脚
青龙探爪势	1. 左右探爪时，转体未达90° 2. 探地转掌时调臀、屈膝
卧虎扑食势	1. 成弓步向前扑按时，两拳未变虎爪 2. 定式动作前腿未提踵，后腿未屈膝，未成反弓
打躬势	1. 接上式起身时，两手未外旋 2. 掩耳俯身时，肘关节未外展 3. 打躬时，脊柱未逐节蜷曲；起身时，脊柱未逐节伸展
掉尾势	1. 俯身时，两膝未伸直；未塌腰、抬头 2. 摇头摆臀时，未始终保持抬头；同侧肩与髋未相合
收势	1. 起身时两手未松开外旋上举 2. 两臂上举时，未目视前下方

二、健身气功·五禽戏

各式名称	常见错误
起势调息	1. 两掌上托内合时，未与胸同高 2. 两手运行路线未走弧形
虎举	1. 两掌上举时，身体后仰 2. 两手运行路线未成直线；未从胸前开始变换手型
虎扑	1. 前伸时，屈膝、低头、弓背；躯干、两臂未与地面平行 2. 下扑时，两爪未按至膝前两侧；胸部未朝正前方
鹿抵	1. 成弓步时，脚尖未外展；重心未在前脚；后腿屈膝，脚跟离地 2. 下视时，上方手未向左（右）后方伸抵；下方手肘尖未抵腰

续表

各式名称	常见错误
鹿奔	1. 两臂内旋前伸时，直臂，手腕相碰 2. 后坐时，未低头、未拱背、未收腹
熊运	1. 腰腹运行未走立圆；下肢同时摇晃 2. 两掌划圆未与腰腹同步
熊晃	1. 未提髋或提髋同时提膝、两肩歪斜 2. 落步时，全脚掌未踏实，脚尖未向前 3. 前移后坐时，重心未转换；未拧腰晃肩挤压胁肋部
猿提	1. 头未水平转动 2. 身体各部位收紧和放松，顺序错误
猿摘	1. 摘桃时，两手臂未走弧形；后点步两膝未伸直 2. 成托桃状时，上手虎口未朝左（右）后方；下手掌心未对肘尖；胸部未正对前方
鸟伸	1. 后摆腿未伸向正后方，支撑腿未伸直 2. 身体未成反弓；两臂未摆至侧后方 45°
鸟飞	1. 上举时，两手腕相碰 2. 支撑腿未伸直，上提腿大腿低于水平
引气归元	1. 两掌向前划弧时，未与脐同高 2. 两掌叠于腹前，虎口未交叉

三、健身气功·六字诀

各式名称	常见错误
预备势	两脚平行站立，未竖脊含胸；未目视前下方
起势	1. 两掌上托时，两肘向后、挺胸 2. 两掌向前拨出时，挺胸凸腹 3. 两掌轻覆肚脐静养时，两肘后夹紧抱肚脐
嘘字诀	1. 穿掌时，转体未达 90° 2. 转体时，身体重心前倾或后坐
呵字诀	两掌捧起屈肘时，挺胸抬头

各式名称	常见错误
呼字诀	1. 两掌外开时，挺腰凸腹 2. 吐气发声时，两掌外开高于肚脐或未斜对肚脐
呬字诀	1. 立掌、展肩扩胸、藏头缩项未按顺序完成 2. 藏头缩项时，头后仰
吹字诀	两掌侧平举时，掌心未斜向后
嘻字诀	1. 两掌外开上举时，大臂未成水平 2. 吐音时，两膝未微屈下蹲

四、健身气功·八段锦

各式名称	常见错误
预备势	1. 抱球时，掀肘，拇指上翘，其余四指斜向地面 2. 塌腰、跪膝、脚尖外展
两手托天理三焦	1. 两掌在胸前翻转后未垂直上托；两臂抻拉时，肘关节弯曲 2. 两掌下落成捧掌时，掌心未向上
左右开弓似射雕	1. 开弓时，八字掌侧推与龙爪侧拉未走直线 2. 马步撅臀、跪膝、重心偏移、脚尖外展
调理脾胃须单举	1. 两掌上抱于胸腹前时，两臂抬肘；成单举时，上举手中指尖与肩井穴未在同一垂直线上，下按掌指尖未向前 2. 上举手下落时，未按上举路线返回；成捧掌时，两掌心未向上
五劳七伤往后瞧	1. 后瞧时，颈部未竖直、身体转动、两臂未置于身体两侧 2. 屈膝下蹲，两膝超越脚尖；两掌下按时，指尖未向前
摇头摆尾去心火	1. 马步撅臀、跪膝、重心偏移、脚尖外展；两掌撑按大腿或虎口掐按大腿 2. 摇头摆尾时，挺胸、展腹、尾闾转动方位不对

续表

各式名称	常见错误
两手攀足固肾腰	1. 两掌向下摩运未达臀部时已俯身；向下俯身时，未成背弓 2. 起身时，未成反弓、未以臂带身
攒拳怒目增气力	1. 马步撅臀、跪膝、重心偏移、脚尖外展 2. 攒拳时，未怒目；攒拳与握固回收时，前臂与肘未贴肋 3. 旋腕动作未以腕为轴，掌指未绕立圆
背后七颠百病消	提踵时，两脚未并拢、未沉肩、未停顿
收势	1. 两臂侧起时，掌心未向后 2. 两掌相叠时，虎口交叉；男性未左手在内，女性未右手在内

五、健身气功·大舞

各式名称	常见错误
预备势	1. 上抱时，挺腹塌腰；两臂未弧形上举；未目视前上方 2. 下蹲时，翘臀跪膝
昂首势	1. 下蹲时，脊柱未成反弓；掌根未与耳同高 2. 抬头时，未目视前上方
开胯势	1. 开胯时，未顶髋 2. 侧撑手未与肩同高，上撑手掌心未对应玉枕穴
抻腰势	1. 伸臂抻腰时，手臂、躯干和后腿未成直线 2. 后坐时，脊柱未成反弓
震体势	1. 提膝时，大腿未高于水平，脚趾未上翘 2. 落脚时，落脚点未在支撑脚内侧垂线向后15°
揉脊势	向一侧伸展成弧形时，摆至头上方手，臂未与垂线成45°

各式名称	常见错误
摆臀势	1. 俯身时，未含胸收腹；脊柱未成背弓 2. 手尾划圈时，手与尾椎的摆动方向不一致
摩肋势	1. 退步摩肋时，躯干未直立；掌根未经髋关节 2. 转身抡臂时，未以腰带臂；两臂未划立圆
飞身势	1. 上步或退步摆臂时，两臂未在以侧平举的水平线周围45°划圆 2. 挥臂转身定势时，两膝未微屈；两臂未与水平线成45°
收势	1. 上抱时，耸肩，两肘未微屈 2. 下按时，两掌至膈肌同高时未转掌心向内

六、健身气功·马王堆导引术

各式名称	常见错误
起势	1. 两掌上抬未与肚脐同高 2. 未提踵
挽弓	两腿未伸直顶髋
引背	1. 提踵插掌未拱背 2. 身体后坐时未拱背；未目视手腕相对处
凫浴	1. 未顶髋 2. 两臂摆动未达斜后方45°
龙登	1. 两掌在胸前手捧莲花状时脚跟离地 2. 两掌上托压掌时未提踵
鸟伸	1. 身体前俯时，上体未与地面平行 2. 脊柱未节节蠕动
引腹	1. 旋臂时未顶髋 2. 上撑掌时小指未对准肩；下按掌指未朝前
鸥视	探视时未拉肩引头前探；未勾脚尖

各式名称	常见错误
引腰	1. 抵腰前推时未目视前方 2. 转腰提肩未目视左（右）侧方
雁飞	1. 举臂屈蹲时臂与地面未成 45° 2. 两臂未成一条直线
鹤舞	1. 两臂前后平举时未目视前方 2. 向外推掌时前倾或后仰
仰呼	1. 头后仰时未挺胸塌腰 2. 两手扶按于腰侧时未提踵
折阴	1. 向下拢气时掌指未转向下 2. 两掌上托未与腹同高
收式	1. 两掌向前合抱时，掌心未与膻中穴、中脘穴、神阙穴同高 2. 虎口未交叉；未沿带脉按掌下落

七、健身气功·十二段锦

各式名称	常见错误
预备势	未正身盘坐
冥心握固	1. 两臂上举指尖未过头；两掌下落未经前平举 2. 未握固、未垂帘
叩齿鸣鼓	1. 上体未保持中正 2. 低头、夹肘，出现闭眼
微撼天柱	1. 抬头时耸肩 2. 未先收下颏后上体再回转
掌抱昆仑	1. 抱头转体未达 45° 2. 侧倾时，未转头目视肘尖方向
摇转辘轳	1. 单摇时未转腰顺肩 2. 双摇时胸部未含展 3. 交叉摇时两肘前后摆动不一致

各式名称	常见错误
托天按顶	1. 两脚前伸未并拢 2. 托掌时上体未直立；未挺膝、脚面未绷平 3. 两掌下按时未立项竖脊；未勾脚尖
俯身攀足	1. 攀足抬头时未塌腰 2. 下颏内收时，颈部未向上伸展；膝关节未伸直、未勾脚尖
背摩精门	两掌上下拧转翻落未垂直起落
前抚脘腹	两掌腹前摩运时，指尖未向下；两掌两侧摩运时，指尖未相对
温煦脐轮	两眼未垂帘
摇身晃海	晃海时未竖脊；两膝抬起；两眼未垂帘
鼓漱吞津	唇口未轻闭
收势	两臂上举指尖未过头；两掌下落未经前平举

八、健身气功·导引养生功十二法

各式名称	常见错误
乾元启运	1. 两臂侧摆转头时未与肩平 2. 屈膝下蹲，膝关节超过脚尖
双鱼悬阁	1. 上步时未绷脚；落地时未翘脚 2. 两掌上架下按时，上架手未至头右前上方；下按手指尖未向内
老骥伏枥	1. 两臂屈肘收于胸前时，两前臂未相靠贴身 2. 勾手手型不正确；勾尖未向上
纪昌贯虱	转体侧蹬，碾蹬脚膝关节未伸直，脚跟拔起；屈蹲腿脚尖未保持向前；上体不中正
躬身掸靴	1. 转体摆臂时，手臂未先内旋再外旋 2. 躬身时，膝关节未伸直；未抬头 3. 掸靴时，手未触及脚面

续表

各式名称	常见错误
犀牛望月	1. 开步时两手未坐腕后撑 2. 转体侧蹬，碾蹬脚膝关节未伸直，脚跟拔起；屈蹲腿脚尖未保持向前；上体不中正 3. 两掌上摆至头前侧上方时，两臂未成弧形；未抖腕亮掌
芙蓉出水	1. 盘根步两手握拳侧拉时，胸前手拳心未向前；胯旁手拳眼未向后 2. 两掌上托时，掌根未相靠
金鸡报晓	1. 勾手侧摆，两臂未与肩平；屈膝下按，两膝未相靠 2. 屈膝后伸时，身体未成反弓；脚底未朝上
平沙落雁	1. 两臂侧摆未与肩平 2. 盘根步两掌侧推时，未坐腕弧形推出
云端白鹤	1. 吸气脚趾未上翘，呼气脚趾未抓地 2. 两腿屈蹲时，两膝未相靠；两掌分摆时，未叠腕卷指
凤凰来仪	1. 上步时未绷脚；落地时未翘脚 2. 勾手手型不正确；勾尖未向上 3. 重心后移分掌时，上体不中正；未松腰敛臀
气息归元	两掌侧摆时，臂与上体夹角未成60°

九、健身气功·太极养生杖

各式名称	常见错误
预备式	卷杖上提时，未沉肩；未卷腕
艄公摇橹	1. 两手卷杖未在乳下，未翻腕再向前摇橹 2. 摇杖时，未走圆弧
轻舟缓行	1. 未贴杖旋手腕180°环握 2. 撑、划杖未走立圆

续表

各式名称	常见错误
风摆荷叶	1. 两臂交叠于胸前后，下手握杖未划平圆至体侧 2. 体侧屈时，一侧手未与腰同高，另一侧臂未贴耳侧；未夹持杖，未稍停
船夫背纤	1. 拧转背纤时，杖未划立圆 2. 弓步背纤时，后腿未伸直，脚跟拔起；未按压肩井穴，未稍停
神针定海	卷旋杖的方法，未从小指开始依次握杖
金龙绞尾	1. 转体弓步时，伸膝站起，未以脚前掌碾转 2. 高歇步抵按承山穴时，未稍停
探海寻宝	1. 转体举杖，两手环握位置有滑动；杖上举时下手未至肩前，杖与地面未垂直，未目视杖的上端 2. 抬头探海，两膝未伸直；未塌腰抬头；未稍停
气归丹田	两手合抱，十指间距小于或大于 10 厘米

第二十一条　竞赛功法难度动作扣分内容

序号	动作名称	原功法动作名称	扣分内容
1	盘腿平衡	易：盘腿平衡 五：盘腿下扑	1. 支撑腿大腿高于水平 2. 盘腿时外踝未压在支撑腿膝上方 3. 静止不到 2 秒（易筋经）
2	提膝平衡	易：提踵直立提膝平衡 易：直立提膝平衡 五：提踵独立	1. 支撑腿膝关节弯曲 2. 提膝腿大腿低于水平。脚尖未绷直（易筋经） 3. 提膝腿落地时，两脚未保持提踵（五禽戏） 4. 静止不到 2 秒（五禽戏）

25

序号	动作名称	原功法动作名称	扣分内容
3	后举腿平衡	易：后举腿平衡 易：燕式平衡 五：燕式平衡	1. 支撑腿膝关节弯曲 2. 后举腿膝关节弯曲、脚尖低于头 3. 躯干、双臂低于水平 4. 静止不到 2 秒
4	控腿蹲起	五：蹲身独立 五：控腿独立 六：单举腿下蹲 八：前举腿低势 平衡	1. 支撑腿大腿高于水平、脚跟离地（五禽戏支撑腿未全蹲） 2. 前举腿未伸直、低于水平 3. 静止不到 2 秒（八段锦）
5	前举腿	易：直立举腿平衡	1. 支撑腿膝关节弯曲 2. 前举腿膝关节弯曲、脚尖低于水平、脚尖未绷直
6	侧身平衡	易：侧平衡	1. 上体未侧倾成水平 2. 支撑腿膝关节弯曲 3. 后举腿膝关节低于头；脚面未绷直；大小腿夹角大于 60° 4. 静止不到 2 秒
7	三盘落地	易：三盘落地	1. 双膝未并拢 2. 臀部、双膝、双踝内侧及双掌根未着地 3. 未抬头挺胸塌腰成反弓 4. 静止不到 2 秒
8	虎尾腿势	易：虎尾腿势	1. 未抬头挺胸塌腰成反弓 2. 后举腿脚尖未向上 3. 铁牛耕地重心前后移动时，两臂支撑点的垂直线与肩关节的夹角小于 30°；后举腿膝关节下落

序号	动作名称	原功法动作名称	扣分内容
9	提踵上举	五：提踵上举	1. 两手上举至胸部时，脚跟未离地 2. 两手下落至胸部前，脚跟已着地 3. 眼神未随手而动
10	缩身举腿	五：缩身提腿	1. 肩、背部未形成两个弓形 2. 上举腿未伸直、低于水平
11	换跳步背腿平衡	五：换步平衡	1. 未做换跳步 2. 上体前倾大于 30° 3. 后摆腿脚尖、两掌低于髋 4. 静止不到 2 秒
12	熊运	五：提踵上运	1. 两手上运到一侧时，脚跟未离地 2. 运到另一侧时，脚跟已着地
13	前探平衡	五：前探平衡	1. 支撑腿膝关节弯曲 2. 上体低于水平，后举腿膝关节低于髋 3. 静止不到 2 秒
14	坐盘	五：坐盘望月	1. 拧腰转身不到 180° 2. 两大腿未盘紧、臀部未着地
15	侧举腿平衡	六：提膝侧平衡	1. 支撑腿膝关节弯曲 2. 提膝、侧伸腿低于水平，膝关节弯曲，未先绷再勾脚尖 3. 静止不到 2 秒
16	蛇形蠕动	六：蛇形蠕动	1. 肩、手掌、拇指未蠕动 2. 蠕动方向错误
17	单腿盘坐	六：单脚盘坐	1. 上盘腿脚跟未贴于下盘腿根部；大腿外侧未贴靠下盘腿脚掌内侧 2. 上体未保持中正
18	波浪动	六：波浪动	肩、臂、肘、腕、掌、指未依次波浪动

续表

序号	动作名称	原功法动作名称	扣分内容
19	提踵伸展	六：提踵伸展	1. 身体未成反弓 2. 静止不到 2 秒
20	提踵上托	八：提踵上托	1. 两掌上托至面前时未抬头 2. 静止不到 2 秒
21	提踵转体	八：提踵转体	1. 提踵左右转体未达 90° 2. 静止不到 2 秒
22	分掌摆腿	八：分掌摆腿	1. 支撑腿膝关节弯曲 2. 摆动腿膝关节弯曲、脚跟低于髋、脚面未绷直
23	望月平衡	八：望月平衡	1. 支撑腿膝关节弯曲 2. 后举腿脚尖未过头 3. 侧撑掌腕低于头 4. 未抬头目视撑掌方向 5. 静止不到 2 秒
24	蹬腿架掌	八：蹬腿架掌	蹬腿未由屈到伸、膝关节弯曲、脚跟低于腰
25	吻靴	八：吻靴	1. 支撑腿脚尖未正对前方；前伸腿膝关节弯曲 2. 下颏未触及脚尖 3. 静止不到 2 秒
26	蹬腿平衡	八：蹬腿平衡	1. 支撑腿膝关节弯曲、脚尖未正对前方 2. 蹬伸腿膝关节弯曲，脚跟低于水平，上体后仰 3. 静止不到 2 秒

注：1. 本表所列动作中有提踵要求而未提踵的、有五指撑地要求却指根或全掌着地完成动作的，均视为改变动作性质；

2. 本表所列难度动作将随技术发展和新功法的推出作适时的调整和补充。

第五章 竞赛设施标准

第二十二条 场地

一、比赛场地

场地标准：长 22 米、宽 18 米，或长 25 米、宽 22 米；铺地毯，地毯颜色为红色或蓝色，中间标有中国健身气功协会会标。

二、裁判席

裁判席标准：上下两层，长度均为 10 米；第一层与地面高差为 30 厘米，宽 1.8 米；第二层与地面高差为 60 厘米，宽 3 米。

第二十三条 器材

一、杖

木质，长 105—120 厘米，直径 2.3—2.8 厘米。

二、坐垫

长 120 厘米，宽 60 厘米。

三、仪器设备

1. 摄像机 2 台，电视机 1 台，LED 屏 1—2 块。
2. 电子示分系统及配套设备。

附录一 竞赛表格

表1

代表队

健身气功竞赛报名表（个人项目）

领队 _____ 性别 _____ 教练员 _____ 性别 _____ 性别 _____

编号	姓名	性别	民族	工作单位及职位	身份证号码	项目名称										
						易筋经	五禽戏	六字诀	八段锦	大舞	马王堆	十二段锦	十二法	养生杖	竞赛功法	气舞
1																
2																
3																
4																
5																
6																

注：1. 在"项目名称"栏内选择要参赛的项目下画"√"；

2. 竞赛功法项目根据参赛项目填"易、五、六、八"；

3. 此表一式两份分别报送主办方和承办方。

单位：_____（盖章）

填报时间：_____ 年 ____ 月 ____ 日

表2

健身气功竞赛报名表（集体项目）

代表队　　　　　　　领队　　　　　性别　　　　　教练员　　　　　性别

编号	姓名	性别	民族	工作单位及职位	身份证号码	项目名称									
						易筋经	五禽戏	六字诀	八段锦	大舞	马王堆	十二段锦	十二法	养生杖	竞赛功法	气舞
1															
2															
3															
4															
5															
6															
7															
8															

注：1. 在"项目名称"栏内选择要参赛的项目下画"√"；

　　2. 竞赛功法项目根据参赛项目填"易、五、六、八"；

　　3. 此表一式两份分别报送主办方和承办方。

单位：　　　　　　（盖章）

填报时间：　　　年　　月

表3

健身气功比赛项目统计表

序号	单位	项目名称																
		易筋经		五禽戏		六字诀		八段锦		气舞		其他功法		合计	
		个人	集体	个人	集体	个人	集体	个人	集体	个人	集体	个人	集体	个人	集体
1															
2															
3															
4															
5															
6															
7															
8															
9															
10															
11															
总计															

表4 健身气功参赛人员统计表

序号	单位	参赛队员			教练员			领队			工作人员			合计
		男	女	小计	男	女	小计	男	女	小计	男	女	小计	
1														
2														
3														
4														
5														
6														
7														
8														
9														
10														
11														
12														
13														
14														
15														
16														
17														
18														
19														
20														
21														
22														
23														
24														
25														
26														
总计														

表5 动作规格评分表

项目　　　　　　　第　场　第　组　第　号裁判员

序号	姓名	规格错误扣分内容和次数	动作失误扣分内容和次数	扣分	得分	备注
1						
2						
3						
4						
5						
6						
7						

表6　　　　　　　　　演示水平评分表

项目　　　　　　　第　场　第　组　第　号裁判员

评分档次	优秀	良好	一般
	①4.81—5.00	①4.11—4.40	①3.11—3.50
	②4.61—4.80	②3.81—4.10	②2.71—3.10
	③4.41—4.60	③3.51—3.80	③2.30—2.70

序号	姓名（代表队）	场上记录	得分
1			
2			
3			
4			
5			
6			
7			
8			
9			
10			

表7   功法展示评分表

主旨

姓名 （代表队）	规格错误、动作 失误内容和次数	扣分	整体质量、风格特 征存在的问题	给分	得分

注：A 组裁判员对参赛队员场上出现的动作错误与失误要有详细记录。

表8　　　　　　　　　　　艺术表现评分表
项目　　　　　　　　第　　场　第　　组　第　　号裁判员

评分档次	优秀	良好	一般
	①9.61—10.00	①8.21—8.80	①6.21—7.00
	②9.21—9.60	②7.61—8.20	②5.41—6.20
	③8.81—9.20	③7.01—7.60	③4.60—5.40

序号	姓名（代表队）	场上记录	得分
1			
2			
3			
4			
5			
6			
7			
8			
9			
10			

表9　　　　　　　　　　裁判长扣分表

项目　　　　　　　　第　　场　　第　　组

序号	姓名（代表队）	时间不符合规定 0.1分	着装、器械、场地、背景、音乐等不符合规定 各0.1分	气舞内容不符合规定 0.1分	竞赛功法改变动作性质 0.2分	多人或缺人 0.5分/人	重做 1分/次	扣分合计
1								
2								
3								
4								
5								
6								
7								
8								
9								
10								

裁判长

健身气功比赛检录（评分记录）表

表 10

项目＿＿＿＿　　第＿＿场　第＿＿组　　　月＿＿日＿＿

序号	姓名（代表队）	A 组裁判员评分					应得分	B 组裁判员评分					应得分	合计得分	裁判长扣分	最后得分
		1	3	5	7	9		2	4	6	8	10				
1																
2																
3																
4																
5																
6																
7																
8																
9																
10																

检录长　　　　　　　　记录员　　　　　　　　裁判长

表11　　　　　　　　　健身气功个人赛单项名次表

项目

名次	姓名	单位	成绩	备注
第一名				
第二名				
第三名				
第四名				
第五名				
第六名				
第七名				
第八名				

编排记录长　　　　　　　　　　　　　　　　　　　　总裁判长

项目

名次	姓名	单位	成绩	备注
一等奖				
二等奖				
三等奖				

编排记录长　　　　　　　　　　　　　　　　　　　　总裁判长

表 12　　　　　　　　健身气功集体赛单项名次表

项目

名次	单位	成绩	备注
第一名			
第二名			
第三名			
第四名			
第五名			
第六名			
第七名			
第八名			

编排记录长　　　　　　　　　　　　　　　　　总裁判长

项目

名次	姓名	单位	成绩	备注
一等奖				
二等奖				
三等奖				

编排记录长　　　　　　　　　　　　　　　　　总裁判长

表13　　　　　　　　　　　　申诉表格

申诉单位		申诉时间	
申诉项目与内容			
仲裁受理意见			
仲裁裁决意见			

仲裁委员会　　　　　　　　　　　　　　　　　　　日期

附录二　竞赛场地示意图

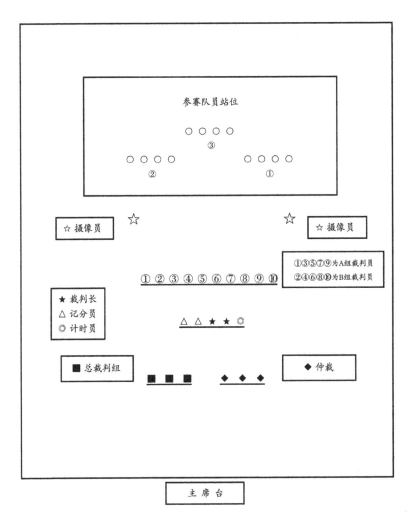

注：1. 集体赛 1 队或 2 队和个人赛项目参赛上场队员队形均按"一"字形排列；
2. 集体赛 3 队同时上场，则按"品"字形排列；
3. 集体赛超过 3 队同时上场，则按规程要求执行。

第二部分
健身气功裁判法

第一章　竞赛组织与岗位职责

第一节　竞赛委员会

一、主任

1. 组织、主持竞赛委员会会议。根据国家体育总局《体育赛事活动管理办法》审定竞赛方案和竞赛规程；联络、沟通并审议组织委员会（以下简称"组委会"）人员名单，根据《体育竞赛裁判员管理办法》《健身气功裁判员管理暂行办法》审定仲裁委员会主任、副主任和裁判委员会总裁判长、副总裁判长、裁判长等主要技术官员名单。

2. 组织召开组委会会议，审议赛事组织方案，指导竞赛委员会的组织工作。

3. 参加赛前技术官员联席会议。

4. 参加赛事的开幕、闭幕、颁奖等各项仪式。

5. 在赛事中，监督检查仲裁委员会的工作，但不干预仲裁委员会职权范围内的工作，不改变仲裁委员会的裁决结果。

6. 在赛事中，监督检查裁判委员会的工作，但不干预裁判委员会职权范围内的工作，不改变裁判人员的裁决结果。

7. 赛事中，监督检查参赛运动员（队）的比赛行为。

8. 审定赛事道德风尚奖评选方案、评选名单。

9. 根据《体育竞赛裁判员管理办法》《健身气功裁判员管理暂行办法》等相关文件处理赛风赛纪问题。

二、副主任

1. 参加竞赛委员会会议。根据国家体育总局《体育赛事活动管理办法》审议竞赛方案和竞赛规程；联络、沟通并审议组委会人员名单，根据《体育竞赛裁判员管理办法》《健身气功裁判员管理暂行办法》审议赛事技术官员名单。

2. 在主任领导下，协助指导竞赛委员会的具体工作。

3. 在主任委托下，可代表主任参加赛前技术官员联席会议以及赛事的开幕、闭幕、颁奖等各项仪式。

4. 在赛事中，监督检查仲裁委员会的工作，但不干预仲裁委员会职权范围内的工作，不改变仲裁委员会的裁决结果。

5. 在赛事中，监督检查裁判委员会的工作，但不干预裁判委员会职权范围内的工作，不改变裁判人员的裁决结果。

6. 在赛事中，监督检查参赛运动员（队）的比赛行为。

7. 审议赛事道德风尚奖评选办法、评选名单。

8. 在主任的领导下，根据《体育竞赛裁判员管理办法》《健身气功裁判员管理暂行办法》等相关文件处理赛风赛纪问题。

三、委员

1. 筹备并参加竞赛委员会会议，根据国家体育总局《体育赛事活动管理办法》拟定具体的竞赛方案、竞赛规程和赛事道德风尚奖评选办法；提供组委会成员遴选名单，协助主任、副主任做好组委会成员的联络、沟通工作；根据《体育竞赛裁判员管理办法》《健身气功裁判员管理暂行办法》提供赛事技术官员人选遴选名单，并做好具体的选派工作。

2. 与参赛运动员（队）和赛事报名工作组（人员）进行联络、沟通，按照审定的竞赛规程具体落实参赛运动员（队）的报名和审核工作。

3. 与编排记录组进行联络、沟通。审定赛事秩序册、成绩册内容；落实秩序册、成绩册封面设计、印制工作；监督竞赛过程中的抽签、成绩公告等工作；提供赛事道德风尚奖评选名单。

4. 与赛事承办方、协办方进行联络、沟通工作，指导落实赛前场地、器材的布置及其他组织工作。

5. 根据竞赛规程与编排记录组提供的奖品预估数目，落实赛事的奖杯、奖牌及其他奖品的设计和制作，具体安排和举行颁奖等仪式。

6. 在主任、副主任领导下，筹备组委会、技术官员联席会、赛前技术会等会议。

7. 在主任、副主任领导下，具体负责联络、沟通组委会下属各工作部门，参与筹备赛事开幕式、闭幕式等。

8. 在赛事中，具体落实技术官员业务学习、业务总结及联络协调等工作；提前准备裁判用品。

9. 在赛事中，监督检查仲裁委员会的工作，但不干预仲裁委员会职权范围内的工作，不改变仲裁委员会的裁决结果。

10. 在赛事中，监督检查裁判委员会的工作，但不干预裁判委员会职权范围内的工作，不改变裁判人员的裁决结果。

11. 在赛事中，监督检查参赛运动员（队）的比赛行为。

12. 在主任的领导下，根据《体育竞赛裁判员管理办法》《健身气功裁判员管理暂行办法》等相关文件处理赛风赛纪问题。

13. 具体落实主任、副主任安排的赛事其他工作。

第二节　仲裁委员会

一、主任

1. 组织仲裁委员会成员学习竞赛规则、竞赛规程及裁判法。

2. 参加组委会及赛前技术会议并对仲裁条例做相关说明。

3. 检查赛事摄像工作，保证赛事视频全面清晰。

4. 接到参赛单位在规定时间内对裁判人员履行竞赛规则、竞赛规程有异议的申诉书，并收取申诉费后，及时安排仲裁委员会成员进行调查。

5. 组织召开仲裁委员会会议，并主持听证、审议和裁决议程，根据会议表决情况，宣布裁决结果，并将裁决结果报竞赛委员会备案。

6. 在仲裁委员会会议中有审议权和裁决权，但须回避与本人有关联问题的讨论与裁决。

7. 审理申诉规定内的评判异议时：如评判正确，则维持原判；如评判错误，则依照规则进行改判，并以书面形式通知总裁判组和申诉单位。

8. 对申诉规定外的评判异议，安排仲裁委员会成员进行调查，但不改变评判结果。

9. 在评判异议调查中，对错判裁判员，如因为业务不精导致错判，但并未影响赛事最终成绩，视为错判情节较轻，仲裁委员会主任或被委托的仲裁委员会成员对其进行批评教育。如果是主观性错判，或由于错判导致竞赛最终成绩发生变化，均视为错判情节较重，书面建议竞赛委员会按照《体育竞赛裁判员管理办法》《健身气功裁判员管理暂行办法》等相关文件给予相应处罚。

10. 监督裁决结果执行情况，对不服从仲裁裁决的个人或集体，如私下评议者，视为情节较轻，书面建议竞赛委员会给予通报处分；在赛场公开闹事、引起舆论争议者，视为情节较重，书面建议竞赛委员会给予取消比赛成绩、取消比赛资格等处分。

二、副主任

1. 在主任领导下，学习竞赛规则、竞赛规程及裁判法。

2. 根据主任的安排，对各场地赛事状况进行实时监督。

3. 协助主任检查赛事摄像工作，保证赛事视频全面清晰。

4. 接到申诉后及时报告主任，并协助主任安排成员对申诉事宜进行调查取证。

5. 参加仲裁委员会会议，以现场赛事视频回放为依据，根据竞赛规则、竞赛规程及裁判法进行独立裁决，但须回避与本人有关联问题的讨论与裁决。

6. 对错判裁判员，如错判情节较轻，根据会议裁决结果，受主任委托对其进行批评教育。

7. 监督裁决结果执行情况，并将执行情况告知主任。

三、委员

1. 在主任领导下，学习竞赛规则、竞赛规程及裁判法。

2. 根据主任安排，对各场地赛事状况进行实时监督。

3. 联络竞赛摄像员，指导和安排好摄像员的具体摄像工作，以保证赛事视频清晰、全面。

4. 根据主任安排和申诉事宜，联络摄像员进行视频回放以便调查取证。

5. 参加仲裁委员会会议，以现场赛事视频回放为依据，根据竞赛规则、竞赛规程及裁判法要求进行独立裁决，但须回避与本人有关联问题的讨论与裁决。

6. 对错判裁判员，如错判情节较轻，根据会议裁决结果，受主任委托对其进行批评教育。

7. 监督裁决结果执行情况，并将执行情况告知主任。

第三节 裁判委员会

一、裁判人员

（一）总裁判长

1. 全面主持和领导裁判委员会的工作。

2. 制定赛前裁判工作计划，落实副总裁判长、裁判长等人员分工，组织安排裁判员学习竞赛规则、竞赛规程及裁判法。

3. 负责赛前模拟比赛，全面检查落实竞赛前裁判委员会的各项准备工作，含执裁、编排、检录、宣告、播音、场地器材、裁判用具、竞赛表格、电子记分系统等工作。

4. 参加组委会及赛前技术会议，介绍裁判赛前工作准备情况，阐释竞赛规则、竞赛规程，对竞赛中可能出现的相关问题做出提示（但无权修改规则和规程），监督赛前抽签过程。

5. 主持裁判员上场抽签仪式，特殊情况下依据规则调动裁判员工作。

6. 对赛事各环节进行宏观监督，重点监督检查裁判组执裁情况，对发生的错误有权进行纠正。

7. 每单元赛事结束后，组织召开裁判员工作会议，对已完成的单元赛事做总结，对后续赛事提出工作要求。

8. 审核、签署和宣布比赛成绩。

9. 赛事结束后，向组委会提交书面比赛工作总结。

（二）副总裁判长

1. 协助总裁判长组织和安排裁判委员会的工作，总裁判长缺席时可代其行使职责。

2. 根据总裁判长要求，具体安排裁判员学习竞赛规则、竞赛规程及裁判法，指导宣告员、放音员等人员的具体工作。

3. 参加赛前模拟比赛，协助总裁判长检查落实竞赛前裁判委员会的各项准备工作，含执裁、编排、检录、宣告、播音、场地器材、裁判用具、竞赛表格、电子记分系统等工作。

4. 协助总裁判长完成裁判员上场抽签仪式。

5. 根据总裁判长安排，对所负责的各方面具体工作进行实时监督。

6. 监督检查负责场地的裁判组执裁情况，将发生的错误及时报告总裁判长。

7. 每单元赛事结束后，参加裁判员工作会议，并对所负责的工作进行小结。

8. 赛事结束后，协助总裁判长完成书面比赛工作总结。

（三）裁判长

1. 根据总裁判长要求，制定裁判学习计划，带领裁判员学习竞赛规则、竞赛规程及裁判法，指导计时员、记分员等人员的具体工作。

2. 根据总裁判长要求，落实好裁判员的日常管理和执勤工作。

3. 具体组织赛前模拟比赛，带领裁判员做好入场、模拟打分、退场等工作，检查落实裁判员的各项准备工作，含裁判服装、裁判用品、竞赛表格等准备工作。

4. 组织实施裁判工作，比赛中监督裁判员的工作，但不得干预裁判员独立评分，将发生的错误及时报告总裁判长，并向总裁判长提出相应的处理意见与建议。

5. 根据竞赛规则、竞赛规程及裁判法，行使裁判长扣分职能。

6. 播报运动员（队）上场，以手势指示放音员播放音乐，在计时员和记分员的协助下，宣告比赛成绩。

7. 在实施裁判工作时，如出现比赛人员与检录名单不一致等异常状况，须及时与检录组、编排记录组、电子记分员进行沟通联络，并及时报备至总裁判长。

8. 审查气舞的主旨、必选动作申报表。

9. 每单元赛事结束后，参加裁判员工作会议，并对负责场地的裁判事宜进行小结。

（四）裁判员

1. 根据总裁判长要求，遵守赛场赛风赛纪。

2. 服从裁判长的领导，认真学习竞赛规则、竞赛规程及裁判法，做好赛前准备工作。

3. 参加赛前模拟比赛，做好入场、模拟打分、退场等工作，检查落实自身的执裁服装、执裁用品、执裁用表等准备情况。

4. 认真执行竞赛规则、竞赛规程及裁判法，根据运动员（队）临场表现进行独立评分并做详细记录。

5. A组裁判员执行整套功法动作规格（气舞功法展示）的评分。

6. B组裁判员执行整套功法演示水平（气舞艺术表现）的评分。

7. 根据赛事规模、类别和赛事任务的不同，可采用3—5名裁判员进行10分制打分，依据《健身气功竞赛规则》第十七条 A 组裁判员的评分方法，执行第十六条功法评分标准。

（五）编排记录长

1. 根据竞赛规则、竞赛规程全面负责编排记录工作。

2. 组织管理编排记录员工作，根据需要落实编排记录员岗位分工。

3. 审核报名表，与竞赛规则、竞赛规程要求不符的要及时向竞赛委员会反馈。

4. 编排大会日程、训练日程和竞赛日程，编制秩序册。

5. 根据竞赛分组，预估奖杯、奖牌、证书数量并提前反馈至竞赛委员会。

6. 检查落实编排记录组场地布置及成绩公示栏位置，验收编排记录所需用具及有关物品。

7. 参加赛前技术会议，组织赛前抽签，排定各项目运动员（队）比赛顺序。

8. 提供动作规格评分表、演示水平评分表、裁判长评分表等与竞赛相关的各类表格。

9. 参加赛前模拟比赛，检查落实编排记录组各项工作。

10. 统计并审核比赛成绩及排列名次，落实成绩公示工作。

11. 组织赛事道德风尚奖评选统计工作。

12. 编排成绩册并组织发放至各参赛单位。

13. 协助竞赛证书的打印、奖杯奖牌发放等工作。

（六）检录长

1. 组织领导、分配并指导检录员工作。

2. 赛前组织检录员为运动员（队）标定站位，使其熟悉检录处位置及运动员（队）进、退场线路以及运动员（队）接分区位置。

3. 参加赛前模拟比赛，检查落实检录组各项工作。

4. 赛前与编排记录组进行沟通联系，领取检录表。

5. 组织检录员在规定时间内对运动员（队）及时进行检录、查验身份证件、核对参赛号码、检查服装器械等工作。

6. 根据编排记录组提供的上场顺序，引导运动员（队）入场、退场，保障比赛有序进行。

7. 检录过程中如有运动员（队）弃权或有其他特殊情况，须将检录结果第一时间告知总裁判长、裁判长、编排记录组等。

8. 有序组织检录、颁奖工作。

二、辅助人员

（一）编排记录员

1. 认真学习竞赛规则、竞赛规程及有关竞赛规定，协助编排记录长编制秩序册、成绩册，并完成复印和分发工作。

2. 参加裁判员学习会议，领会裁判组工作要求，按照编排记录长分工安排开展工作。

3. 参加组委会会议，发放赛事道德风尚奖评选表至各运动队，并在第二次组委会会议前做好回收、统计工作，将统计结果交至编排记录长审核。

4. 参加技术会议，协助完成项目抽签工作；抽签后将出场顺序表打印并及时送达各运动队。

5. 参加赛前模拟比赛，明确自身竞赛具体分工和任务安排。

6. 按照比赛要求，在比赛开始前将竞赛表格送达总裁判长、裁判长、裁判员、检录组、宣告员及放音员等竞赛相关人员。

7. 根据裁判组提供的最终成绩，细致落实名次排列工作，打印成绩公示表并交由编排记录长和总裁判长审核。

8. 根据编排记录长要求，将审核后的成绩公示表复印、分发至仲裁委员会主任、总裁判长及其他相关人员，张贴成绩公示表至公告栏，将公示表原稿存档。

9. 根据编排记录长要求，协助竞赛委员会打印证书，分装、发放奖杯和奖牌，颁奖仪式开始前将颁奖名单送达检录组、礼仪人员等相关人员。

（二）检录员

1. 学习竞赛规则、竞赛规程及有关竞赛规定，参加赛前模拟比赛。

2. 按照比赛顺序，于赛前 30 分钟进行第一次检录，于赛前 10 分钟进行第二次检录，核验参赛运动员（队）身份信息、参赛号码、参赛人员数目、参赛器械及设备、参赛服装等。

3. 赛前 5 分钟，将参赛运动员（队）引导至指定候场区域；比赛开始，引导参赛运动员（队）入场、领分；比赛结束，引导参赛运动员（队）退场。

4. 引导参赛运动员（队）入场比赛前向裁判长递交检录表。

5. 颁奖仪式开始前，检录领奖运动员（队）。

6. 检录过程中如有运动员（队）弃权或有其他特殊情况，须将检录结果第一时间告知检录长。

（三）宣告员

1. 熟悉竞赛规则、竞赛规程、项目特点、健身气功相关知识等内容。

2. 熟悉竞赛程序、竞赛委员会成员、仲裁委员会成员、裁判员、运动员等的相关信息。

3. 参加赛前模拟比赛。

4. 主持每单元比赛的入场仪式和退场仪式。

5. 负责现场解说工作，介绍健身气功竞赛项目知识和竞赛的有关情况，宣告比赛成绩。

6. 主持颁奖仪式。

（四）放音员

1. 在副总裁判长指导下，负责竞赛开幕式，裁判员入场、退场仪式，闭幕式，颁奖仪式等相关配乐的准备、核查及播放。

2. 与场上裁判长及时沟通，负责比赛现场竞赛项目音乐的播放。

（五）摄像员

在仲裁委员会指导下，负责比赛现场实况摄像及网络直播，保证比赛录像全面清晰，为仲裁委员会提供和播放所需录像，赛事结束后向竞赛委员会提交全部比赛录像。

（六）记分员

在裁判长指导下，负责记录裁判员评分，并快速计算出最后得分，提供给裁判长进行成绩宣告。

（七）计时员

在裁判长指导下，负责对竞赛演示计时，如有与竞赛规则、竞赛规程要求不符的参赛时长，需及时告知裁判长。

（八）计算机操作员

1. 赛前在竞赛委员会领导下，按竞赛规程要求按时开启和关闭网上报名系统；接收报名表，导出相关报名数据，并与编排记录长及时沟通，协助编排记录组完成秩序册编排工作；对各参赛单位的报名信息保密，不得泄露。

2. 赛前在竞赛系统中根据竞赛委员会审核完成的秩序册内容，完成竞赛数据录入工作。

3. 根据竞赛委员会要求，提前抵达赛场并完成场馆电子竞赛系统的安装、调试工作。

4. 根据总裁判长要求，为裁判员赛前业务学习提供技术支持。

5. 参加赛前模拟比赛，检查电子记分系统运行状况。

6. 参与技术会议，根据编排记录长拟定的计算机抽签方案，及时排定各项目竞赛顺序。

7. 赛中根据编排记录长的要求，及时提供各种竞赛表格（含各单元赛事各项目的成绩公示表、评分记录表、团体总分表等）。

8. 保障、维护竞赛过程中竞赛计分及成绩处理系统的正常运行。

9. 协助编排记录长完成成绩册编制工作。

第四节　其他工作人员

一、礼仪人员

按照竞赛规程，负责开幕式举牌、引导，闭幕式捧送奖品、引导等工作。

二、医务人员

负责在比赛期间处理医疗事故，配备常用应急药品（外伤类、速效救心类）和器具，制定医疗应急预案。

三、安保人员

负责保障、维护赛场秩序，制定详尽的安全保卫方案和突发事件的应急预案，尽量避免意外事件的发生。

第二章　竞赛通则

一、竞赛类别

1. **个人赛**：以单个运动员为主体参加的竞赛类别，常以项目、性别、年龄等为分组标准进行比赛，具体设置情况以竞赛规程规定为主。

2. **集体赛**：以多名运动员组成的运动队为主体参加的竞赛类别，常以项目、年龄等为分组标准进行比赛，具体设置情况以竞赛规程规定为主。

3. **团体赛**：以组织或单位为主体参加的竞赛类别，常以组织或单位参加的所有集体赛和个人赛的成绩总和进行比赛，具体设置情况以竞赛规程规定为主。

二、竞赛项目

（一）健身气功普及功法

1. 健身气功·易筋经。
2. 健身气功·五禽戏。
3. 健身气功·六字诀。
4. 健身气功·八段锦。
5. 健身气功·太极养生杖。
6. 健身气功·导引养生功十二法。
7. 健身气功·十二段锦。
8. 健身气功·马王堆导引术。
9. 健身气功·大舞。

（二）健身气功竞赛功法

1. 健身气功·易筋经竞赛功法。
2. 健身气功·五禽戏竞赛功法。

3. 健身气功·六字诀竞赛功法。

4. 健身气功·八段锦竞赛功法。

（三）健身气功·气舞

"健身气功·气舞"是以中国健身气功协会推广的健身气功功法动作为素材，各运动队自创主旨、自编动作、自配音乐、自选背景和服装的集体展示功法。

三、背景音乐

健身气功普及功法采用国家体育总局健身气功管理中心发行的《健身气功比赛展演音乐》中的无提示伴奏音乐；健身气功竞赛功法采用国家体育总局健身气功管理中心发行的《健身气功竞赛功法》CD（无提示）伴奏音乐；"健身气功·气舞"采用各运动队的自配音乐。背景音乐具体按每次竞赛规程规定选择。

四、参赛服装

裁判人员应着中国健身气功协会定制的裁判服；参赛运动员的服装应符合健身气功项目的特点；参加集体赛的运动队着装款式、颜色须统一；具体按每次竞赛规程规定执行。

五、比赛顺序

在各运动队召开技术会议后，在竞赛委员会和总裁判长的组织下，编排记录组制定比赛顺序的抽签方案。本着公平、公正、公开的原则，由编排记录组与运动队代表共同抽签决定运动员（队）的比赛顺序，并及时将抽签结果通知各运动员（队）。一般采用计算机随机抽签方式，具体以编排记录组所确定的抽签方案为准执行。

六、赛前检录

比赛场地设立明显的"检录处"标志，由检录长组织进行检录工作，负责核实参赛运动员（队）身份。第一次检录为赛前 30 分钟；第二次检录为赛前 10 分钟。按照上场顺序排列运动员（队），并向其告知上场注意事项，将其带入比赛场地指定位置。

七、比赛弃权

参赛运动员（队）自愿放弃、未按时参加检录或未上场比赛，按弃权处理，检录员须做好记录，并及时告知总裁判长、裁判长、编排记录组等相关人员。

八、参赛礼仪

参赛运动员（队）在比赛开始前和完成比赛项目及领分后应向裁判席行健身气功礼。

九、示分办法

个人赛和集体赛实行公开示分，有电子示分和人工示分两种办法。比赛中，电子示分需显示裁判员的评分和最终结果。人工示分时，在裁判长统一口令（哨音）下，先由 A 组裁判员向观众和裁判长示分，再由 B 组裁判员向观众和裁判长示分，经记分员统计得出最终结果，由裁判长进行成绩宣告。在特殊赛事中，如小型赛事或在线赛事，根据规程要求，可实行一次性示分，即每名裁判员同时承担 A、B 组评分职能，在裁判长统一口令（哨音）下，裁判员对 A、B 组的应得分之和进行一次性示分，经记分员统计得出最终结果，由裁判长进行成绩宣告。

十、名次确定

（一）个人单项或集体单项赛名次
1. 按比赛成绩由高到低排列名次。
2. 比赛成绩最后得分相同时，以动作规格（气舞功法展示）应得分高者列前；如仍相同，以演示水平（气舞艺术表现）有效分高分高者列前；如仍相同，以动作规格（气舞功法展示）有效分高分高者列前；如仍相同，名次并列。

（二）团体赛名次
根据竞赛规程确定团体赛名次。

十一、申诉规定

1. 申诉的主体为各参赛运动队，不受理运动员个人的申诉。

2. 申诉的内容为运动队本队对裁判长扣分的异议。

3. 申诉时限为裁判长宣告运动员（队）当场次参赛项目比赛成绩后 30 分钟内，由领队或教练员向仲裁委员会提出书面申诉，同时交付申诉费 2000 元，否则仲裁委员会不予受理。不论申诉结果如何，申诉费不予退回。

第三章　竞赛项目的评判

第一节　普及功法的评判

一、普及功法评分方法

1. 每个比赛项目满分为 10 分，其中动作规格与演示水平各占 5 分。

2. 根据各司其职、互不交叉的原则，采取裁判长扣分制、A 组裁判员扣分制和 B 组裁判员给分制相结合的评分方法。

3. A 组裁判员负责动作规格的评分，B 组裁判员负责演示水平的评分，裁判长对运动员出现的重做、功法演示时间滞后、改变动作性质等错误给予相应的扣分。

4. 动作规格的评分（A 组裁判员）依据动作完成的"对与错"，实行扣分制。

5. 演示水平的评分（B 组裁判员）依据整体演示水平的"高与低"，按照整体质量、风格特征等标准进行综合评判，根据"三档九级"确定等级分数，该分数即为运动员的演示水平得分。

二、普及功法评分标准

（一）动作规格的评分标准

动作规格评分包括规格错误和动作失误两大类。动作规格扣分累计不超过 4 分（含 4 分）。

1. 规格错误扣分标准。

（1）凡功法动作错误及手型、步型、身型、口型、手法、步法、腿法、平衡、发声、器械持握方法等不符合功法规格要求的，每出现一次扣 0.1 分。

（2）规格错误的"三多"，同一动作累计扣分不超过 0.4 分。

"三多"具体包括以下内容。"多次"：同一错误在同一动作中出现多次。"多种"：同一动作出现多种错误。"多人"：多人次在同一动作中出现错误。

（3）每出现一次附加、漏做动作现象，扣 0.1 分。

2. 动作失误扣分标准。

（1）功法演练时出现身体晃动，脚移动，跳动，器械脱手、触地，器械开裂，坐垫移动，服饰影响动作等失误，每一次扣 0.1 分。

（2）每出现一次附加支撑，扣 0.2 分。

（3）每出现一次倒地、器械掉地，扣 0.3 分。

（4）每出现一次动作遗忘，根据不同程度，扣 0.1—0.3 分。

3. 动作规格易犯错误。

健身气功·易筋经易犯错误

动作名称	易犯错误
预备势	1. 站立时，身体未中正* 2. 未目视前方
韦驮献杵第一势	1. 双臂上抬时，未成前平举* 2. 两臂屈肘回收合掌时，指尖未向斜前上方约 30°；掌根未与膻中穴同高*；耸肩、抬肘、夹肘
韦驮献杵第二势	1. 两肘抬起时，掌臂与肩未成前平屈* 2. 两掌屈肘后外撑、力未在掌根、两臂未成水平*
韦驮献杵第三势	1. 翻掌未至耳垂下；虎口未相对*；两肘未外展 2. 两掌上托未至头顶；掌心未向上*；未提踵；未目视前下方
摘星换斗势	1. 摘星时，改变步型* 2. 起身换斗时，未以腰带臂；中指指尖未在同侧肩髃穴垂直上方*，未目视掌心
倒拽九牛尾势	1. 握拳时，未从小指到拇指逐个相握成拳* 2. 前拽后拉时，未以腰带臂*，重心未移动 3. 两臂未旋拧至拳心向外

动作名称	易犯错误
出爪亮翅势	1. 展肩扩胸时，未保持掌心相对*，肘关节上抬 2. 两掌前推到位时，未分指瞪目* 3. 收臂时，未转掌心向下，未成柳叶掌；未目视前下方
九鬼拔马刀势	1. 下蹲时，改变步型，后臂未上推*；未含胸 2. 左右换势时，两手未经侧平举* 3. 起身后，未展臂，未目视体侧上方
三盘落地势	1. 下蹲时，直臂下按，两掌根未至环跳穴同高* 2. 口型错误，未发"嗨"音，外八字脚* 3. 下蹲或起身时，身体未保持中正
青龙探爪势	1. 左右探爪时，转体未达90°*，"龙爪"未经下颏水平伸出 2. 探地转掌时调臀、屈膝*
卧虎扑食势	1. 成弓步向前扑按时，两拳未变虎爪* 2. 躯干涌动未逐节屈伸 3. 定式动作前腿未提踵，后腿未屈膝，未成反弓*，耸肩、未瞪目
打躬势	1. 接上式起身时，两手未外旋* 2. 捂耳俯身时，肘关节未外展* 3. 打躬时，脊柱未逐节蜷曲；起身时，脊柱未逐节伸展* 4. 身体前屈或起身时，两膝未伸直
掉尾势	1. 未拔耳 2. 俯身时，两膝未伸直，未塌腰、抬头* 3. 摇头摆臀时，未始终保持抬头，同侧肩与髋未相合*
收势	1. 起身时，两手未松开外旋上举* 2. 两臂上举时，未目视前下方*

*健身气功竞赛规则第二十条普及功法动作规格常见错误中出现过的内容。

健身气功·五禽戏易犯错误

动作名称	易犯错误
起势调息	1. 身体未中正；脚尖未朝正前方；两脚间距未与肩同宽 2. 两掌上托内合时，未与胸同高* 3. 两手运行路线未走弧形*
虎举	1. 两掌上举时，身体后仰* 2. 上提下拉时，两手运行路线未成直线；*未在胸前变换手型*
虎扑	1. 前伸时，屈膝、低头、弓背；躯干、两臂未与地面平行* 2. 上提时，未伸膝、送髋、挺腹、挺胸；未目视前上方 3. 下扑时，两爪未按至膝前两侧；胸部未朝正前方*
鹿抵	1. 成弓步时，脚尖未外展，重心未在前脚；后腿屈膝；脚跟离地* 2. 重心前移时，两手未走平圆；后移时，未走立圆 3. 下视时，上手未向侧后方伸抵；下手肘尖未抵腰*
鹿奔	1. 弓步时，两脚前后成直线；身体未保持中正 2. 两臂内旋前伸时，直臂，手腕相碰* 3. 后坐时，未低头、未拱背、未收腹*
熊运	1. 腰腹运行未走立圆；下肢同时摇晃* 2. 两掌划圆未与腰腹同步* 3. 直膝或屈膝超过脚尖
熊晃	1. 未提髋或提髋同时提膝；两肩歪斜* 2. 落步时，全脚掌未踏实；脚尖未向前* 3. 前移后坐时，重心未转换；未拧腰晃肩挤压胁肋部*
猿提	1. 头未水平转动* 2. 身体各部位收紧和放松的顺序错误*
猿摘	1. 退步与上步未成45°方向 2. 摘桃时，两手臂未走弧形；后点步两膝未伸直* 3. 成托桃状时，上手虎口未朝左（右）后方；下手掌心未对肘尖；胸部未正对前方*

续表

动作名称	易犯错误
鸟伸	1. 上举时，未提肩、缩项、挺胸、塌腰 2. 摆腿时，腿未伸向正后方；支撑腿未伸直* 3. 平衡时，身体未成反弓形*；两掌未成"鸟翅"；两臂未摆至侧后方45°*
鸟飞	1. 上举时，两手腕相碰* 2. 支撑腿未伸直；上提腿大腿低于水平*
引气归元	1. 两掌上捧时，耸肩直臂 2. 两掌向前划弧时，未与脐同高* 3. 两掌叠于腹前，虎口未交叉*

*健身气功竞赛规则第二十条普及功法动作规格常见错误中出现过的内容。

健身气功·六字诀易犯错误

动作名称	易犯错误
预备势	两脚未平行站立，未竖脊含胸；未目视前下方*
起势	1. 两掌上托时，两肘向后、挺胸* 2. 两掌向前拨出时，挺胸凸腹* 3. 两掌轻覆肚脐静养时，两肘后夹，紧抱肚脐*，虎口未交叉
嘘字诀	1. 穿掌与转体未达90°*，目未圆睁 2. 转体时，身体重心前倾或后坐*
呵字诀	1. 捧掌时，未目视两掌；两掌捧起屈肘时，挺胸抬头*，未目视前下方 2. 两掌下插时，屈膝 3. 两臂外拨时，肘关节伸直
呼字诀	1. 两掌外开时，挺腰凸腹* 2. 吐气发声时，两掌外开高于肚脐或未斜对肚脐*
呬字诀	1. 立掌、展肩扩胸、藏头缩项未按顺序完成* 2. 藏头缩项时，头后仰*
吹字诀	两臂侧平举时，掌心未斜向后*

动作名称	易犯错误
嘻字诀	1. 两掌外开上举时，上臂未成水平*，未目视前上方 2. 吐音时，两膝未微屈下蹲* 3. 两掌外开时，未掌心向外，指尖向下
收势	1. 虎口未交叉 2. 未揉腹

*健身气功竞赛规则第二十条普及功法动作规格常见错误中出现过的内容。

健身气功·八段锦易犯错误

动作名称	易犯错误
预备势	1. 抱球时，掀肘，拇指上翘，其余四指斜向地面* 2. 塌腰、跪膝、脚尖外展*
两手托天理三焦	1. 两掌在胸前翻转后未垂直上托；两臂抻拉时，肘关节弯曲* 2. 两掌下落成捧掌时，掌心未向上*
左右开弓似射雕	1. 开弓时，八字掌侧推与"龙爪"侧拉未走直线；颈部未竖直 2. 马步撅臀、跪膝、重心偏移、脚尖外展*
调理脾胃须单举	1. 两掌上抱于胸腹前时，两臂抬肘；成单举时，上举手中指指尖与肩井穴未在同一垂直线上；下按掌指尖未向前* 2. 上举手下落时，未按上举路线返回；成捧掌时，两掌心未向上*
五劳七伤往后瞧	1. 后瞧时，颈部未竖直、身体转动、两臂未置于身体两侧* 2. 屈膝下蹲，两膝超越脚尖；两掌下按时，指尖未向前*
摇头摆尾去心火	1. 两掌上托时，抬头 2. 马步撅臀、跪膝、重心偏移、脚尖外展；两掌撑按大腿或虎口掐按大腿* 3. 摇头摆尾时，挺胸、展腹、尾闾转动方位不对*
两手攀足固肾腰	1. 两掌向下摩运未到臀部时已俯身；向下俯身时，未成背弓* 2. 起身时，未成反背弓，未以臂带身* 3. 整个动作过程中，膝关节弯曲

续表

动作名称	易犯错误
攒拳怒目增气力	1. 马步撅臀、跪膝、重心偏移、脚尖外展 2. 攒拳时,未怒目;攒拳与握固回收时,前臂与肘未贴肋 3. 旋腕动作未以腕为轴,掌指未绕立圆 4. 握固时,食指、中指、无名指、小指未同时抓握
背后七颠百病消	提踵时,两脚未并拢、未沉肩、未停顿
收势	1. 两臂侧起时,掌心未向后 2. 两掌相叠时,虎口交叉;男性未左手在内,女性未右手在内

*健身气功竞赛规则第二十条普及功法动作规格常见错误中出现过的内容。

健身气功·大舞易犯错误

动作名称	易犯错误
预备势	1. 上抱时,挺腹塌腰,两臂未弧形上举,未目视前上方 2. 下蹲时,翘臀跪膝
昂首势	1. 下蹲时,脊柱未成反弓,掌根未与耳同高 2. 抬头时,未目视前上方 3. 做马步时,跪膝、脚尖外展
开胯势	1. 开胯时,未顶髋 2. 侧撑手未与肩同高,上撑手掌心未对应玉枕穴 3. 丁步开合胯时,前脚掌未碾转
抻腰势	1. 伸臂抻腰时,手臂、躯干与后腿未成直线 ;前腿未屈膝 2. 后坐时,脊柱未成反弓 ,前脚尖未上翘 3. 上步时,两脚在一条直线上
震体势	1. 提膝时,大腿未高于水平,脚趾未上翘 2. 落脚时,落脚点未在支撑脚内侧垂线向后15° 3. 转体伸臂时,躯干未达90°

动作名称	易犯错误
揉脊势	1. 向一侧伸展成弧形时，摆至头上方，手臂未与垂线成45°* 2. 两臂侧摆时，未从下向上节节引伸；两臂回收时，未从下向上收回
摆臀势	1. 俯身时，未含胸收腹，脊柱未成弓形* 2. 手尾划圈时，手与尾椎摆动方向不一致* 3. 合掌时，掌根未与膻中穴同高
摩肋势	1. 退步摩肋时，躯干未直立，掌根未经髋关节* 2. 转身抡臂时，未以腰带臂，两臂未划立圆* 3. 俯身攀足时，未抬头
飞身势	1. 上步或退步摆臂时，两臂未在侧平举的水平线周围 45°划圆* 2. 挥臂转身定势时，两膝未微屈，两臂未与水平线成45°* 3. 提膝时，脚尖未下垂
收势	1. 上抱时，耸肩，直臂* 2. 下按时，两掌至膈肌同高时未转掌心向内*

*健身气功竞赛规则第二十条普及功法动作规格常见错误中出现过的内容。

健身气功·马王堆导引术易犯错误

动作名称	易犯错误
起势	1. 身体不中正；两脚间距未与肩同宽；脚尖未朝正前方 2. 两掌上抬未与肚脐同高；未提踵*
挽弓	挽弓时，两腿未伸直顶髋*；后肘未与肩同高
引背	1. 提踵插掌未拱背* 2. 摩肋时，两手背未贴身；未从小指依次旋腕摩肋 3. 身体后坐时未拱背、未收腹；未目视手腕相对处*
凫浴	1. 未顶髋* 2. 两臂摆动未达斜后方 45°* 3. 转体摆臂时，未以腰带臂；掌心未上下相对；未目视斜后方

续表

动作名称	易犯错误
龙登	1. 两掌在胸前成手捧莲花状时,脚跟离地* 2. 两掌上托压掌时,未提踵* 3. 提踵、压掌、目视前下方未同步
鸟伸	1. 前俯按掌时,上体未与地面平行*;未抬头,未目视前方 2. 脊柱未节节蠕动*
引腹	1. 旋臂时未顶髋* 2. 上撑掌小指未对准肩;下按掌掌指未朝前*
鸱视	1. 上步摩肋时,两手背未贴身;未从小指依次旋腕摩肋 2. 勾脚探视时,未拉肩引头前探;未勾脚尖*
引腰	1. 抵腰前推时,未目视前方* 2. 转腰提肩时,未目视侧方* 3. 前俯时,低头;起身时,两手上提未与胸同高
雁飞	1. 两臂未成一条直线* 2. 举臂屈蹲时,臂与地面未成45°* 3. 转头时,头未与手臂成平行转动
鹤舞	1. 两臂前后平举时,未目视前方* 2. 向外推掌时,身体前倾或后仰*;头未水平转动
仰呼	1. 头后仰时,未挺胸塌腰* 2. 两手扶按于腰侧时,未提踵*
折阴	1. 向下拢气时掌指未转向下* 2. 两掌上托未与腹同高*
收势	1. 两掌向前合抱时,掌心未与神阙穴同高* 2. 虎口未交叉;未沿带脉按掌下落*

*健身气功竞赛规则第二十条普及功法动作规格常见错误中出现过的内容。

健身气功·十二段锦易犯错误

动作名称	易犯错误
预备势	未正身盘坐*
冥心握固	1. 两掌未向体前 45° 前伸；上举时，指尖未过头*；未目视前上方；两掌下落未经前平举* 2. 未握固、未垂帘*
叩齿鸣鼓	1. 上体未保持中正* 2. 低头、夹肘、闭眼* 3. 未叩齿，未鸣鼓
微撼天柱	1. 转腰旋臂时，两臂未成侧平举 2. 转头时，颈部未竖直 3. 抬头时，上体未直立；同侧手腕未下压 4. 未先收下颏后上体再回转*
掌抱昆仑	1. 抱头转体未达 45°* 2. 侧倾时，未转头目视肘尖方向*；上体前俯 3. 低头时，未立身
摇转辘轳	1. 单摇时，未转腰顺肩*，膝关节翘起；臂前送时，未坐腕；臂回拉时，未沉肩提腕 2. 双摇时，胸部未含展* 3. 交叉摇时，两肘前后摆动不一致*
托天按顶	1. 两脚前伸未并拢* 2. 托掌时，上体未直立；未挺膝、脚面未绷平* 3. 两掌下按时，未立项竖脊；未勾脚尖*
俯身攀足	1. 攀足抬头时未塌腰*、未挺膝 2. 下颏内收时，颈部未向上伸展；膝关节未伸直、未勾脚尖*
背摩精门	两掌上下拧转翻落未垂直起落*
前抚脘腹	1. 两掌腹前摩运时，指尖未向下* 2. 两掌两侧摩运时，指尖未相对*

续表

动作名称	易犯错误
温煦脐轮	1. 两眼未垂帘* 2. 未正身盘坐
摇身晃海	晃海时，未竖脊*，头部转动；两膝抬起*；两眼未垂帘*
鼓漱吞津	1. 唇口未轻闭* 2. 未搅海；未鼓漱
收势	1. 两腕交搭时，左臂未在内，背未后倚 2. 两掌未向体前 45°前伸；上举时，指尖未过头*；未目视前上方；两掌下落未经前平举* 3. 起身时，手掌撑地

*健身气功竞赛规则第二十条普及功法动作规格常见错误中出现过的内容。

健身气功·导引养生功十二法易犯错误

动作名称	易犯错误
预备势	1. 并步站立时，两脚未并拢 2. 两手相叠时，虎口交叉，左手未在里
乾元启运	1. 两臂侧摆转头时未与肩平* 2. 屈膝下蹲，膝关节超过脚尖*
双鱼悬阁	1. 上步时未绷脚；落步时未翘脚* 2. 两掌由切脉变合掌时，身体后仰 3. 两掌上架下按时，上架手至头斜上方；下按手指尖未向内*
老骥伏枥	1. 两臂屈肘收于胸前时，两前臂未相靠贴身*；拳未与下颏齐平 2. 勾手手型不正确，勾尖未向上*
纪昌贯虱	转体侧蹬，碾蹬脚膝关节未伸直，脚跟拔起；屈蹲腿脚尖未保持向前；上体不中正*
躬身掸靴	1. 转体摆臂时，手臂未先内旋再外旋* 2. 躬身时，膝关节未伸直；未抬头* 3. 掸靴时，屈膝、低头、手未触及脚面*

动作名称	易犯错误
犀牛望月	1. 开步时，两手未坐腕后撑* 2. 转体侧蹬，碾蹬脚膝关节未伸直，脚跟拔起；屈蹲腿脚尖未保持向前* 3. 两掌上摆至头前侧上方时，两臂未成弧形；未抖腕亮掌*
芙蓉出水	1. 盘根步两手握拳侧拉时，胸前手拳心未向前；胯旁手拳眼未向后* 2. 两掌上托时，掌根未相靠*
金鸡报晓	1. 勾手侧摆，两臂未与肩平；屈膝下按，两膝未相靠* 2. 勾手上举时，支撑腿膝关节弯曲，后抬腿脚面未绷平，身体未成反弓*
平沙落雁	1. 两臂侧摆未与肩平* 2. 盘根步两掌侧推时，未坐腕弧形推出*
云端白鹤	1. 吸气脚趾未上翘，呼气脚趾未抓地* 2. 两腿屈蹲时，两膝未相靠；两掌分摆时，未叠腕卷指* 3. 提踵亮掌时，未抖腕；两臂未成弧形
凤凰来仪	1. 上步时未绷脚；落地时未翘脚* 2. 重心后移分掌时，上体不中正；未松腰敛臀* 3. 勾手手型不正确；勾尖未向上*
气息归元	1. 两掌侧摆时，臂与上体夹角未成 60°*；手臂未先内旋再外旋 2. 叠掌时，男性未左手在里，女性未右手在里
收势	同气息归元

*健身气功竞赛规则第二十条普及功法动作规格常见错误中出现过的内容。

健身气功·太极养生杖易犯错误

动作名称	易犯错误
预备势	1. 卷杖上提时，未沉肩，未卷腕* 2. 向下摩运时，坐腕

续表

动作名称	易犯错误
艄公摇橹	1. 上步未达45°；两手卷杖未至胸下，未翻腕再向前摇橹* 2. 摇杖时，未走圆弧* 3. 后坐时，上体后仰
轻舟缓行	1. 未贴杖旋手腕180°环握* 2. 撑、划杖未走立圆* 3. 上步退步时，两脚内侧未站在一条直线上
风摆荷叶	1. 屈膝下蹲划平圆时，重心偏移 2. 两臂交叠至体侧屈时，未以杖的下端划圆导引 3. 体侧屈时，一侧手未与腰同高，另一侧臂未贴耳侧，未夹持杖，未稍停*
船夫背纤	1. 转体时，杖未在肩上向一侧摩运滑动 2. 拧转背纤时，杖未贴身划立圆* 3. 弓步背纤时，后腿未伸直，脚跟拔起*，撅臀；未按压肩井穴，未稍停*
神针定海	1. 旋杖时，两手未保持环握，而是过早呈现夹持杖手型 2. 卷旋时，未由小指至拇指依次屈指握杖* 3. 单臂上捧时，手未与头同高；下按时，未经面前按至腹前
金龙绞尾	1. 撤步时，脚偏离斜后45°方向 2. 转体成弓步时，伸膝站起，未以脚前掌碾转* 3. 两手相向滑杖，手离杖，杖离身 4. 高歇步时，未抵按承山穴，未稍停*
探海寻宝	1. 体前平举杖后，未坐腕、屈肘收杖于两胸下；未卷杖向下摩运至脚 2. 转体举杖，两手环握位置有滑动，下手未至肩前；杖与地面未成垂直；躯干与下肢未成90°夹角，未目视杖的上端* 3. 抬头探海时，两膝未伸直；未塌腰抬头；未稍停*
气归丹田	两臂向腹前合抱，手心未向内；未在腹前；十指间距小于或大于10厘米*
收势	左脚收回时，身体未中正，未目视前方

*健身气功竞赛规则第二十条普及功法动作规格常见错误中出现过的内容。

（二）演示水平的评分标准

1. 整体质量。

（1）功法演练的动作姿势、动作幅度、动作路线、动作起止点以及器械方法符合功法动作要求。

（2）动作与队形整齐，动作与背景音乐和谐一致。

（3）功法演练时劲力顺达、虚实分明、动作协调。

（4）功法演练时呼吸顺畅、意念集中，眼神运用符合功法动作的要求。

2. 风格特征。

（1）健身气功·易筋经。

抻筋拔骨。从内而外引伸筋经，"拔"有拉长之意，运用内在气息，进行抻拉，以起到强筋壮骨的作用。通过上下肢与躯干的充分屈伸、外展内收、扭转等，使人体的骨骼及大小关节尽可能地呈现多方位、广角度的活动。其目的就是要通过形体的导引舒展筋骨，即舒展各部位大小关节处的肌腱、韧带、关节囊等结缔组织，疏通气脉，调和气血，从而改善各关节活动功能，起到内安脏腑的作用。

刚柔相济。功法动作刚中有柔，柔中有刚，刚柔之间相互转化。根据易筋、易气的需要，动作用劲大小不同，用力顺序不同，在动作的劲力处于相对较强的状态，即肌肉处在用力收缩时，动作变化也基本处于定式，这是"刚"的表现。在动作力量上，肌肉处于紧张收缩状态，用力圆柔而轻盈，放松不僵硬，这是"柔"的表现。这些动作在刚柔间合理转换，可以起到易精、易气、易筋、易骨等作用。

旋转屈伸。躯干的核心是脊柱，脊柱由多个椎体和关节构成，由韧带相连接，脊柱内有中枢神经通达于脑，内连脏腑，外达肢节，使人体成为一个有机整体。以脊柱的旋转屈伸，带动四肢的运动，内则导气令和，外则引体令柔，起到易筋的作用。

虚实相兼。功法中贯穿"易"理，身体重心的转换、升降开合、开闭行气、呼吸吐纳、旋转屈伸、内导外行等均运用虚实转换。虚中有实，实中有虚，整体协调运动，精气神密切配合，体现虚实相兼的特点。正所谓"形虚而意显，形实而意隐"，有张有弛，张弛有度，呈现辩证统一。虚实合理转换，能达到身心和谐、强身健体、治愈疾病的目的。

（2）健身气功·五禽戏。

仿生导引。仿生导引即"以形取意、以意象形"，强调通过模仿动物的形态与神情完成功法技术的演练。五禽戏是模仿虎、鹿、熊、猿、鸟"五禽"的动作和姿势完成的功法，是仿生导引的代表动作。演练五禽戏动作时：外在要通过肢体来表达五种动物的外在形态，要做到"形象逼真、惟妙惟肖、物我两忘"；内在要通过神情来表达五种动作的秉性特点，要做到"搜求于象、心入于静、神会于物"。如演练"猿提"时，掌指撮拢变勾的速度要快，表现出猿猴灵巧敏捷的动作特点，使猿"形"之灵活机智显示于外。从神情、神态、神韵来说，猿"形"左顾右盼，眼观六路，虽显示于外，但为内在的"意"和"神"之所系，仅通过眼神的变化，就能体现出"象其形而得其意"的意蕴。

形神合一。形神合一即"外仿其形、内仿其神"。五禽戏非常注重对虎、鹿、熊、猿、鸟五种动物"形"的模仿，而练"形"为基础，练"神"为提升，"形神合一"为目标，即"先求其形，后融于神，以形神合一为宗旨"。演练五禽戏动作时所强调的形神合一，即演练时既要"演虎如虎""练鹿像鹿""学熊似熊""仿猿若猿""习鸟同鸟"，又要把虎的"威猛"、鹿的"安舒"、熊的"沉稳"、猿的"灵巧"、鸟的"轻捷"等神态融入其中，将"形"与"神"合二为一。如鹿戏，动作上要求"练鹿像鹿"，以体现鹿的轻盈敏捷。中医认为，鹿戏主肾，从神志上讲"肾志主恐"。在演练鹿戏时要"变己为鹿"，从动作、眼神、心理上表达出安舒中有谨慎、放松中有警觉，如此才能达到形神合一的境界。

动诸关节。动诸关节即"指趾肌节、逐一运动"。关节是人体骨骼间连接的部位，平时运动中也极难对其进行有针对性的锻炼，五禽戏则特别注意手指、脚趾等关节的运动，以达到加强远端血液微循环的目的。演练五禽戏动作时，要特别注意局部身体部位的锻炼，如虎、鹿、熊、猿、鸟五种手型的变化，以及虎举的抓握、虎扑的展体、鹿抵的下视、鹿奔的屈腕、熊运的运转、熊晃的提髋、猿提的顾盼、猿摘的摘果、鸟伸的叠掌、鸟飞的合掌等动作。同时，五禽戏还特别注意对平时活动较少的关节的锻炼，如鹿奔的换步对足踝关节灵活性的锻炼、熊晃提髋对髋关节的锻炼、猿提屈腕变勾时对手掌关节的锻炼等。动诸关节所要重点强调的是，五禽戏演练时要注重通过身体细微的变化，真实地呈现五禽的"千姿百态"。

引挽腰体。引挽腰体即"以腰为轴、外引内导"。五禽戏是以腰为枢纽带动的肢体运动,功法动作体现了身体躯干的全方位运动,包括前俯、后仰、侧屈、拧转、折叠、提落、开合、缩放等不同的姿势。功法以腰为主轴和枢纽,带动上、下肢向各个方向运动,以增大脊柱的活动幅度,增加身体各部位的灵活性,增强功法的整体健身功效,进而帮助实现仿生导引之"神似"的目标。如虎扑的腰腹前俯后仰,带动上肢的前伸和下扑;熊晃的侧屈挤压绕转,带动两臂前后摆动等。以腰为枢纽带动肢体运动,往往是动作协调能力的评判标准。即使在一呼一吸之间,腰的作用也显而易见。呼气则放松,沉腰松腹;吸气则蓄劲,提腰立脊。腰为肾之府,肾中藏有元阴、元阳化生的元气,注于气海以滋养全身。

（3）健身气功·六字诀。

吐气发声。读音、口型、气息是六字诀独特的练功方法,六字诀为六种特定的呼吸吐纳方式,通过吐纳行气、读音发声,对内气与相应的脏腑功能产生有益的影响。

以声助气。采用特定的口型、规范的吐字发音来推动气息的运行,以此调整和控制内气的升降出入;气为血之帅,进而调节相应脏腑的气血运行。

形随声动。每式动作均符合每个字诀对应脏腑的气化特点,即形体动作与吐纳发声相应。如"嘘"对应肝脏,肝主升发;嘘字诀中,转身穿掌,目渐圆睁,外导内行,使肝气升发,气血调和。

以气运形。气息匀细柔长,动作舒缓圆活。通过吐纳发声,气息出入助力肢体动作,以气运身,内气外形,协调自然,练养相兼。

（4）健身气功·八段锦。

立身中正。古拳谱云:"尾闾中正神贯顶,满身轻利头顶悬。"首先尾闾要调正,做到与脊椎成一条直线,头顶再轻轻悬起,拉伸脊柱上下贯通,精神提起,进而使整个身体达到中正不偏。这样,中气才能贯于心肾,通于脊骨之中,行于四肢骨髓之内。八段锦将抱球桩作为功法的预备式,并对其动作规格做了明确要求。该式动作既是基本功,也是基本动作。功法中的八个主体定势动作均为不同的站桩姿势,整套功法动作之间也都采用桩予以衔接。在演练中无论是桩、定势还是行功,身体都要保持中正,做到正时亦正,斜时亦正。这充分体现了八段锦始于桩、行于桩和止于桩的功法特点。

　　神注庄中。八段锦在练功中要做到"神注庄中,气随庄动"。这里的神是指精神、意念;庄是指姿势、形体;气是指人体经络之气。古人认为,练功"全身意在精神。苟神不在,意亦无存,虽手足舞动,可谓全无意思"。也就是练功徒有外形,而神外溢、心外驰,如此分心分神,则盘架行功只是空架子。故盘架行功时,精神必须内敛,使其与肢体之运动合而为一,做到形与神俱、形体不蔽、精神不散。练功时要用形体动作引动人体经络之气流通。八段锦的形体动作从上到下、从躯干到四肢乃至梢节,编创设计时已考虑到每一式动作的健身效果及相应经络和穴位的刺激作用,所以,练功时只要形体动作正确,就能把相应经络之气激发出来,从而达到同步锻炼形、神、气的效果。

　　松紧结合。松,是指中枢神经系统、肌肉、关节以及内脏器官的放松;紧,是指适当用力,抻拉筋骨,且缓慢进行。松,须贯穿于八段锦练习的始终;紧,主要体现在每一式主体动作定势时的一瞬间。在八段锦的学练中,应该是"先求紧,后求松",也就是"先方后圆",先把筋骨抻开,把架子摆正,通过一段时间的习练逐渐换去身上的拙力,再求柔和连贯,方显八段锦的特点。此处所说的紧,主要体现在"两手托天理三焦"的上托,"左右开弓似射雕"的马步开弓,"调理脾胃须单举"的上举。从外观上动作看似停顿,但肌肉、关节继续用力保持抻拉,使身体产生适度的紧张感,之后再徐徐放松做下一动作。功法练习中,松紧配合适度可以激发和启动内气的运行,有利于平衡身体的阴阳,具有疏通经络、分解黏滞、滑利关节、活血化瘀、强壮筋骨、调理脏腑、增强体质的作用。

　　动静相兼。动是绝对的,静是相对的。动为阳、静为阴,动静相生转化是宇宙间一切事物不断运动变化发展的规律。动与静是指身体动作的外在表现。动,是指在意念的引导下动作轻灵活泼、节节贯穿、舒适自然;静,是指在动作的节分处须沉稳,特别是在动作的缓慢用力之处,即每式主体动作的定势,配合停闭呼吸,在外观上看有 1~2 秒的停顿,但内劲没有断,肌肉继续用力,保持牵引抻拉。适度地用力和延长作用时间能加大对关节、肌肉、神经、体液的刺激强度,打通主隔断,有助于提高锻炼效果。

　　(5)健身气功·大舞。

　　以舞宣导。大舞是以古代朴实的舞蹈元素与导引相融合,以脏腑的气机变化与"舞"的演变相结合，以舞的方式体现"三调合一"。大舞通过舞而宣发、以舞导气、以舞活血、以舞乐心，达到疏通经络、调和脏腑、康复身体的目的。

以神领舞。中国传统医学认为，"神"是人体的精、气、血、津液、脏腑、经络、四肢百骸功能活动的外在表现，是人的精神意识活动，是人体生命活动的主宰者。舞的神韵、舞的风采、舞的律动、舞的美感、舞的快乐、舞的意境等与心神的引领相结合，注重以心神引领舞姿，以舞导气令和，以舞引体令柔；同时，以优美的舞姿调和内心。

通利关节。以舞引导身心和谐运动，在宣发导引中，通过抻、拉、旋转、震、揉等方法舞动躯干，牵引髋、膝、踝、趾、肩、肘、腕、掌、指等关节的屈伸、环转等运动，以起到疏导气血、柔筋和脉、通利关节的作用。同时，在舞动中，由外导内，由表及里，由点到面，通利内脏，起到内安脏腑的作用。

身韵圆和。"身"指身法，是外显的肢体语言，是通过以脊柱为轴线的躯干做上提、下沉、内含、外腆、横拧、倾仰、冲靠、划圆、侧提等动作，带动四肢展现出的各种舞姿或体态。"韵"指规律，是内在的气机变化规律，把内在的气机运行规律与舞的具体动作相结合，形成内动而外舞、圆满和谐的技术风格，体现大舞独特的律动和神韵。

（6）健身气功·马王堆导引术。

循经导引。循经导引就是遵循人体经脉的走向，配合呼吸，进行一定规律的肢体运动。马王堆导引术的特征之一就是整套十二式动作与中医经络理论相契合，每一节功法动作与一条经络相对应。在练习马王堆导引术的过程中，强调以意念为中心，以动作为主体；以意导形，以形导气；意念循行于每式动作相关之经络所属的脏腑位置、经络走向，有序化地收缩肌肉，驱动关节，延展肢体，从而实现激发人体气机运动、推动气血运行、畅通经络、调和脏腑的功能。例如："挽弓"动作对应手太阴肺经，通过胸廓的开合和呼吸吐纳，调节胸中之肺气；"挽弓"动作在伸臂的过程中，延展手太阴肺经；顶髋，沉肩，抬头，抻拉，以意念引导肺气，从胸中开始，沿肺经起点中府穴经肘窝尺泽穴，到拇指端少商穴。"引背"动作对应手阳明大肠经；拱背时，意念从食指端商阳穴经肘外侧曲池穴到鼻翼对侧迎香穴。

　　形意相随。形意相随就是在功法的习练过程中，意念活动与形体动作相互配合，使意与形相合。在练习马王堆导引术时，思维活动要专注于身体的运动，注重用意念引导气机在经络中运行，使意念与形体保持互行互随，从而实现循经导引之目的。马王堆导引术导引图所描绘的动作可分为仿生导引类、含"引"字的治病类、行气类、壮力类、按摩类等五种形态，共 44 个动作。马王堆导引术十二式中选取了导引图的 17 个动作，包含了五种形态中除按摩类之外的四种形态。无论是仿生导引类、含"引"字的治病类、行气类还是壮力类，所有的导引动作都要求在循经导引的基础上，做到"象形会意"，即做到像其所模仿的动物生态或动作外形，体会所要做的动作的内涵。如"凫浴、龙登、鸟伸、鸱视、雁飞、鹤舞"等动作在操作时不但要清楚其外在形态，更要能理解其内在意义，做到神似；"引背、引腹、引腰"等动作在操作时，形意要聚焦于身体的特定部位；"挽弓、仰呼、折阴"等动作操作时，形与意则各有侧重；但最终目标均为"形与意合，形神俱妙"。

　　旋腕摩肋。旋腕摩肋就是在功法演练的过程中，通过肢节旋拧与腰肋摩运等操作，加强功法的健身效果。马王堆导引术整套动作中多次出现手腕的旋转摩肋动作，这些动作不仅提升了功法的习练效果，也彰显了功法的动作特性。如"引背"与"鸱视"动作中的"旋腕摩肋"以及收势动作的"旋腕摩肋"，均是通过旋腕牵拉腕部的肌腱、韧带等结缔组织，刺激末梢神经，带动整个上肢进行旋转运动，从而促进气血运行，打通淤阻，同时通过摩肋来刺激肝经达到疏肝理气之功效。除了旋腕摩肋，马王堆导引术整套动作中多次出现手腕的屈伸，足踝的拧碾、提落或勾踢，以达到抻筋拔骨、牵拉脏腑、刺激经络的功效。例如，起势动作的旋腕与提踵；"挽弓"动作的脚掌、脚跟的辗转；"龙登"动作的提踵、压腕；"引腹"动作的旋腕、撑掌；"鸱视"动作的屈腕、勾脚等。这种以梢节引导根节来达到延展肢体的动作，也是马王堆导引术与其他健身气功功法的不同之处。

　　典雅柔美。典雅柔美就是功法演练时，要将功法独特优雅的技术风格、柔和优美的技术动作进行完整的呈现。马王堆导引术的编创取材于历史悠久的《导引图》中的 44 幅动作画面，功法在力图达到健身养生功效的同时，也侧重活化并重现《导引图》原有的古朴、典雅之美，重新赋予功法新的生命力。马王堆导引术功法的编创将健身功效与身体美学相结合，力求通过技术动作的设计和整套功法的演练展现功法的美学特征，如单个动作"挽弓"直膝顶髋仰首、"凫浴"屈膝摆掌顶髋、"引腹"顶髋悬臂与旋腕撑掌等折腰柔美体态的呈现，都展现了功法与众不同的形体之美。整套功法的演练，表现的是动作形态的独特优雅、动作节奏的舒缓柔和、动作路线的圆活流畅，从而呈现出的是动作意境的典雅与柔美，既表现了古人"贵柔"的哲学思想，也再现了我国传统文化的精髓与身体艺术的完美融合。

（7）健身气功·十二段锦。

盘坐端庄。盘坐姿势是十二段锦功法外在的主要特征，盘坐端庄是对姿势的总体要求。整个身体从里到外，从头到脚、到手，内外融合，上下贯通，才得以形成，是功夫的体现。正确的盘坐姿势要做到：顶平，肩平，髋平，膝平，脊柱正直。顶平要后顶虚领，收颏藏喉；肩平要腋下虚掩，两肩松沉；髋平要立腰沉髋，正身端坐；膝平要旋踝翻足，大腿平放；脊柱正直要百会对会阴。俗话说："形不正则气不顺，气不顺则意不宁，意不宁则神散乱。"只有做到形正，才能使整个脊柱上下贯通，气血调和，经络通畅，改善脏腑功能。

练养相兼。主要是指在练功过程中要做到练中有养，养中有练，把练功和自我调养有机地结合。练与养是练功过程的两种状态，两者既有区别，又有联系。练是形体运动、呼吸吐纳与心理调节有机结合的锻炼过程；养是通过调身、调息、调心相结合的方法，让自己的身心静定放松，进入呼吸柔和、心神宁静的静养状态。十二段锦有动功和静功两种锻炼形式，是动与静、练与养的有机结合。它的习练过程既注重练，也注重养。整套功法动作中既有侧重练形的导引，如"微撼天柱""掌抱昆仑""摇转辘轳"等，也有侧重静心、养神的冥想，如"冥心握固""温煦脐轮""摇身晃海"等。根据练与养的内涵属性，形体运动可分为：动为练，静为养；紧为练，松为养；开为练，合为养等。意念、呼吸可分为：用意引导动作时为练，用意若无时为养；协同形体动作的有意呼吸是练，无意的呼吸是养。总之，练养相兼不仅可以增强功法的锻炼效果，同时也可避免练功出现偏差。

畅通任督。十二段锦是以脊柱为核心的屈伸、旋转、折叠、俯仰等一系列抻筋、拔骨、炼形的动作，能梳理全身经脉。功法中"温煦脐轮"是整套功法的核心，要求意想脐轮有温热感，目的是通过温热感以培育体内真元之气。当达到气满时，体内真元之气自然会循经运行，畅通任督二脉，调畅全身经络。

气运自然。气运自然指练功中不论是有意呼吸还是无意呼吸，都要顺其自然，不能强求、刻意为之。十二段锦采用的呼吸方法有自然呼吸、顺腹式呼吸、逆腹式呼吸、提肛呼吸和闭气。所有采用逆腹式呼吸的动作均配合提肛呼吸。最初的练习以自然呼吸为主，随着动作的熟练，可结合动作的升降、开合，配合相应的呼吸方法进行练习。随着练功的深入和功力的提高，逐渐进入不调而自调的状态。

（8）健身气功·导引养生功十二法。

逢动必旋。何谓"动作"？动者，变位也；作者，姿势也。整套功法强调有一"动"就有一"作"（当然，"动"与"作"之间无明显的停顿）。因此，强调"逢动必旋"，要求"动"从旋中始，"作"自绕中停。旋转性动作，可以产生较大的力矩，加大对身体的刺激。例如"乾元启运""老骥伏枥"的动作，有规律的旋臂加强了对心经、心包经、肺经和与其相表里的小肠经、三焦经、大肠经的刺激，有助于达到强心益肺、润肠化结、通调三焦的效果。

工于梢节。所谓"梢节"，是指肢体远端的腕、踝、指、趾。中医认为，腕、踝关节附近是手三阴、手三阳、足三阴、足三阳之原穴所在位，而原穴是脏腑原气经过和停留的部位。整套功法演练的过程中，腕关节和踝关节多次有规律的活动，实际上是对上述"十二原穴"的自我按摩，既可以增强经络运行气血、协调阴阳的生理功能，又可以提高经络抗御病邪、反映症候的病理功能，还可以加强经络传导感应、调整虚实的防治功能，从而达到维护正气、内安五脏、强身健体的效果。功法动作的弹甲、组掌、握拳、成勾、翘趾、抓地等，就是这个特点的具体体现。

法于圆道。功法的每一个动作，均呈大小不等的圆形，包括手法、步法和身法等，可谓节节贯穿、上下相随、周而复始、无端往复。既如春蚕吐丝，连绵不断；又若行云流水，相连无间。功法中这些大小不同的圆形，恰好与人体各部的圆道和宇宙间万事万物中大小不等的圆道相应。不仅能使全身关节灵活，肌肉、骨骼、韧带强健，更重要的是充分地体现了功法与人体各脏腑的气机共升降、相协调的特征，充分地体现了人与天地共搏脉，与日月共呼吸的和谐关系，即"天人合一"的整体观。这无疑对增强体质、防治各种疾病及延年益寿有着一定的效果。

命意腰际。命意腰际就是将腰际作为练功的重点。当做功法中以腰为轴枢的"纪昌贯虱""躬身掸靴""犀牛望月"动作时，由于督脉、肾脏腰际及其命门，任脉、中焦脾胃及其神阙受到良性刺激而兴奋起来，从而形成身体前后沟通、阴阳和合，促使生命能源大增，既可在一定程度上起到"积精全神""补益先天"的益寿作用，又可达到"扶正培本，调补后天"的延年效果。

（9）健身气功·太极养生杖。

以杖导引。以"杖"为导，意领、杖行、气随，杖到气至，导体令柔，导气令和，达到揉筋骨、通津血的目的。呼，随"杖"以出；吸，则随"杖"以入。在升降、开合、屈伸、进退、旋转中，皆以杖引导，杖动气起，意到、气到，形与神俱，"意气形"统一。

圆转流畅。以太极阴阳为本，以杖导引，每一式动作以及各动作之间的起承转合，都应不起棱角，要浑然一体，处处要圆转流畅。整套功法的运动轨迹所形成的线条，组合起来犹如一幅立体的八面球体图画，外圆内方，方中求圆，旋中求正，体现为两手持杖与肢体动作配合在上下、前后、左右做周而复始的圆转运动。

腰为轴枢。太极养生杖功法，腰为轴枢，体现"刻刻留心在腰间"。腰为轴枢即以腰为轴枢，实现转、拧、屈、伸等动作技术；以腰为轴枢，带动脊柱而动发全身，实现周身协同运动；以腰为轴枢，还体现了腰的圆转、虚实变化，贯通全身上下，使杖与肢体协调融合为一体。

身械合一。太极养生杖功法，其身械合一，既体现杖与肢体导引的相辅相成、互为条件；又表现为"人不离杖，杖不离手"，在卷、旋、绞、滑、握等手法变化中，上下呼应，内外照应；同时，还体现出太极养生杖动作仿生象形的特点，情景交融，达到意、气、劲、形、杖的和谐统一。

3. 评分档次。

演示水平的评分是对功法整体动作质量、演练神韵和风格特征的总体性、定性评估。演练水平的分值为三档九级，具体为：优秀、良好、一般三个档次，共九个级别。裁判员给分可到小数点后两位，尾数为0—9。

（1）演示水平等级评分标准。

演示水平等级评分标准

档次	级别	分数段	评分标准
优秀	1级	4.81—5.00	1. 动作规范 2. 运劲顺达，虚实分明，动作协调 3. 呼吸自然顺畅，神态自若，意念集中，眼神运用符合功法动作要求 4. 充分体现所演练功法的主要风格特征 5. 动作与背景音乐和谐一致 6. 集体项目动作与队形自始至终整齐划一
	2级	4.61—4.80	
	3级	4.41—4.60	
良好	1级	4.11—4.40	1. 动作较规范 2. 运劲较顺达，虚实较分明，动作较协调 3. 呼吸较顺畅，神态较自然，意念较集中，眼神运用较符合功法动作要求 4. 能够体现所演练功法的主要风格特征 5. 动作与背景音乐较和谐一致 6. 集体项目动作与队形基本整齐划一
	2级	3.81—4.10	
	3级	3.51—3.80	
一般	1级	3.11—3.50	1. 动作不够规范 2. 运劲不够顺达，虚实不够分明，动作不够协调 3. 呼吸不自然，意念不太集中，眼神运用不符合功法动作要求 4. 不能体现所演练功法的主要风格特征 5. 动作与背景音乐不和谐一致 6. 集体项目动作与队形不整齐
	2级	2.71—3.10	
	3级	2.30—2.70	

（2）演示水平等级评分的有关规定。

①演示水平等级评分按照定档、入级、给分的程序进行。

②演示水平等级评分给至小数点后两位，最小单位为 0.01。

③演示水平等级评分起评分为 2.30 分。

（三）裁判长的扣分

1. 参赛运动员（队）因自身原因造成比赛功法中断，可申请重做一次，扣 1 分。

2. 着装、器械、场地、背景不符合规程规定，扣 0.1 分。

3. 音乐结束时未完成动作，扣 0.1 分。

4. 集体赛每多 1 名或缺 1 名运动员，扣 0.5 分。

5. 运动员（队）临场因伤病不能继续比赛者，裁判长有权令其终止。经过治疗可继续比赛的，则安排在该项目比赛最后一组上场，按重做处理，扣 1 分。因伤病不能在上述规定时间内继续比赛者，按弃权处理。

第二节　竞赛功法的评判

一、竞赛功法评分方法

1. 每个比赛项目满分为 10 分，其中动作规格与演示水平各占 5 分。

2. 根据各司其职、互不交叉的原则，评分方法采取裁判长扣分制、A 组裁判员扣分制和 B 组裁判员给分制相结合的评分方法进行。

3. A 组裁判员负责动作规格的评分，B 组裁判员负责演示水平的评分，裁判长对运动员出现的重做、功法演示时间滞后、改变动作性质等错误给予相应的扣分。

4. 动作规格的评分（A 组裁判员）同普及功法。

5. 演示水平的评分（B 组裁判员）同普及功法。

二、竞赛功法评分标准

（一）动作规格的评分标准

动作规格评分包括规格错误和动作失误两大类。动作规格扣分累计不超过 4 分（含 4 分）。

1. 规格错误扣分。

（1）凡功法动作错误及手型、步型、身型、口型、手法、步法、腿法、平衡、发声等不符合功法规格要求的每次扣 0.1 分。

（2）规格错误的"三多"，同一动作累计扣分不超过 0.4 分。

"三多"具体包括以下内容。"多次"：同一错误在同一动作中出现多次。"多种"：同一动作出现多种错误。"多人"：多人次在同一动作中出现错误。

（3）凡要求静止 2 秒的动作，静止时间不足 2 秒，扣 0.1 分。

（4）每出现一次附加、漏做动作现象，扣 0.1 分。

2. 动作失误扣分。

（1）功法演练时出现身体晃动、脚移动、跳动、服饰影响动作等失误，每次扣 0.1 分。

（2）每出现一次附加支撑，扣 0.2 分。

（3）每出现一次倒地，扣 0.3 分。

（4）每出现一次动作遗忘，根据不同程度，扣 0.1—0.3 分。

3. 难度动作扣分内容。

健身气功·易筋经难度动作扣分内容

各式名称	难度动作	扣分内容
韦驮献杵第一势	直立举腿平衡	1. 两腿膝关节弯曲；前举腿脚尖未绷直 2. 前举腿脚尖低于水平
	盘腿平衡	1. 支撑腿大腿高于水平 2. 盘腿时脚尖未绷直；外踝未压在支撑腿膝上方 3. 平衡静止不到 2 秒
倒拽九牛尾势	提踵直立提膝平衡	1. 支撑腿膝关节弯曲 2. 提膝大腿低于水平；脚尖未绷直
出爪亮翅势	直立提膝平衡	同提踵直立提膝平衡
	后举腿平衡	1. 两腿膝关节弯曲 2. 双手、上身低于水平；后举腿未高于水平 30° 3. 平衡静止不到 2 秒

各式名称	难度动作	扣分内容
出爪亮翅势	燕式平衡	1. 两腿膝关节弯曲 2. 双手、上身低于水平；后举腿未高于水平30° 3. 平衡静止不到2秒
九鬼拔马刀势	直立举腿平衡	同直立举腿平衡
	直立提膝平衡	同提踵直立提膝平衡
	侧身平衡	1. 上体未侧倾成水平 2. 后举腿膝关节低于头，脚面未绷直；大小腿夹角大于60° 3. 支撑腿膝关节弯曲 4. 平衡静止不到2秒
三盘落地势	三盘落地	1. 双膝未并拢 2. 臀部、双膝、双踝内侧及双掌根未着地 3. 未抬头挺胸塌腰成反弓形 4. 静止不到2秒
卧虎扑食势	虎尾腿势	1. 未抬头挺胸塌腰成反弓形 2. 后举腿脚尖未向上 3. 铁牛耕地重心前后移动时，两臂支撑点的垂直线与肩关节的夹角小于30°；后举腿膝关节下落

健身气功·五禽戏难度动作扣分内容

各式名称	难度动作	扣分内容
虎举	提踵上举	1. 两手上举至胸部时，脚跟未离地 2. 两手下落至胸部前，脚跟已着地 3. 眼神未随手而动
虎扑	盘腿下扑	1. 支撑腿大腿高于水平 2. 盘腿未接近水平，外踝未压在支撑腿膝上方
鹿抵	坐盘望月	1. 拧腰转身不到180° 2. 两大腿未盘紧、臀部未着地

续表

各式名称	难度动作	扣分内容
鹿奔	缩身提腿	1. 肩、背部未形成两个弓形 2. 上举腿未伸直或低于水平
	换步平衡	1. 未做换跳步 2. 上体前倾大于 30° 3. 后摆腿脚尖、两掌低于髋部 4. 静止不到 2 秒
熊运	提踵上运	1. 两手上运到一侧时，脚跟未离地 2. 运到另一侧时，脚跟已着地
熊晃	蹲伸独立	1. 支撑腿未全蹲、脚跟离地 2. 蹲起时，摆动腿未伸直、低于水平
猿提	提踵独立	1. 支撑腿膝关节弯曲 2. 提膝腿大腿低于水平 3. 提膝腿落地时，两脚未保持提踵 4. 静止不到 2 秒
猿摘	前探平衡	1. 支撑腿膝关节弯曲 2. 上体低于水平，后举腿膝关节低于髋 3. 静止不到 2 秒
鸟伸	燕式平衡	1. 支撑腿膝关节弯曲 2. 后举腿膝关节弯曲、脚尖低于头 3. 躯干、双臂低于水平 4. 静止不到 2 秒
鸟飞	控腿独立	1. 支撑腿未全蹲、脚跟离地 2. 蹲起时，摆动腿未伸直、低于水平

健身气功·六字诀难度动作扣分内容

各式名称	难度动作	扣分内容
嘘字诀	提膝侧平衡	1. 支撑腿膝关节弯曲 2. 提膝、侧伸腿低于水平，膝关节弯曲，未先绷再勾脚尖 3. 静止不到 2 秒

各式名称	难度动作	扣分内容
呵字诀	蛇形蛹动	1. 肩、手掌、拇指未蛹动 2. 蛹动方向错误
呼字诀	单脚盘坐	1. 上盘腿脚跟未贴于下盘腿根部；大腿外侧未贴靠下盘腿脚掌内侧 2. 上体未保持中正
呬字诀	波浪动	肩、臂、肘、腕、掌、指未依次波浪动
吹字诀	单举腿下蹲	1. 支撑腿大腿高于水平、脚跟离地 2. 前举腿未伸直、低于水平
嘻字诀	提踵伸展	1. 身体未成反弓 2. 静止不到 2 秒

健身气功·八段锦难度动作扣分内容

各式名称	难度动作	扣分内容
双手托天 理三焦	提踵上托	1. 两掌上托至面前时未抬头 2. 静止不到 2 秒
	提踵转体	1. 提踵左右转体未达 90° 2. 静止不到 2 秒
左右开弓 似射雕	分掌摆腿	1. 支撑腿膝关节弯曲 2. 摆动腿膝关节弯曲、脚跟低于髋、脚面未绷直
	望月平衡	1. 支撑腿膝关节弯曲 2. 后举腿脚尖未过头 3. 侧撑掌腕低于头 4. 未抬头目视撑掌方向 5. 静止不到 2 秒
调理脾胃 须单举	蹬腿架掌	蹬腿未由屈到伸、膝关节弯曲、脚跟低于腰
	前举腿 低势平衡	1. 支撑腿大腿高于水平、脚跟离地 2. 前举腿未伸直、低于水平 3. 静止不到 2 秒

各式名称	难度动作	扣分内容
两手攀足 固肾腰	吻靴	1. 支撑腿脚尖未正对前方；前伸腿膝关节弯曲 2. 下颏未触及脚尖 3. 静止不到 2 秒
	蹬腿平衡	1. 支撑腿膝关节弯曲、脚尖未正对前方 2. 蹬伸腿膝关节弯曲，脚跟低于水平，上体后仰 3. 静止不到 2 秒

注：1. 竞赛功法所列动作中，凡不符合功法动作规格要求的，均在扣分之列；

2. 竞赛功法所列动作中有提踵要求而未提踵的、有五指撑地要求却指根或全掌着地完成动作的，均视为改变动作性质；

3. 竞赛功法所列难度动作将随着技术发展和新功法的推出做适时的调整和补充。

（二）演示水平的评分标准

1. 演示水平等级评分标准同普及功法。

2. 演示水平等级评分有关规定同普及功法。

3. 演示功法风格特征同普及功法。

（三）裁判长的扣分

1. 运动员（队）因动作失误造成比赛功法中断，可申请重做一次，扣 1 分。

2. 着装、器械、场地、背景、音乐不符合规程规定，扣 0.1 分。

3. 音乐结束时未完成动作，扣 0.1 分。

4. 集体赛每多 1 名或缺 1 名运动员，扣 0.5 分。

5. 运动员（队）临场因伤病不能继续比赛者，裁判长有权令其终止。经过治疗可继续比赛的，则安排在该项目比赛最后一组上场，按重做处理，扣 1 分。因伤病不能在上述规定时间内继续比赛者，按弃权处理。

6. 竞赛功法每出现一次改变动作性质的行为，扣 0.2 分。

第三节　气舞的评判

一、气舞评分方法

1. 气舞项目满分为 10 分，其中功法展示分值为 6 分，艺术表现分值为 4 分。

2. A 组裁判员进行功法展示的评分，B 组裁判员进行艺术表现的评分。

3. A、B 两组裁判员均按照 10 分制打分，按照功法展示 60%、艺术表现 40%的权重计算应得分。

4. 按照规则第十六条功法评分标准，根据运动员现场整套动作的完成情况，从动作规格分值（5 分）中减去规格错误与动作失误的扣分；从演练水平分值（5 分）中选档、定级、给分；将动作规格得分和演示水平给分相加，即为运动员（队）的功法展示得分。

5. B 组裁判员以"给分制"的方式进行评判。根据运动员现场整体艺术表现，按照编排与结构，音乐与动作，背景、服装与道具的评分标准进行综合评判，确定等级分数，该分数即为运动员（队）的艺术表现得分。

6. 裁判长对运动员整套动作演示时间不足或滞后，套路内容不符合竞赛规则、竞赛规程要求等错误，给予相应的扣分。

7. 艺术表现分值为 3 个档次，每个档次分为 3 个级别，共分 9 个级别。裁判员给分可到小数点后两位，尾数为 0—9。

二、气舞评分标准

（一）功法展示的评分

1. 内容与要求。

（1）以中国健身气功协会推广的健身气功功法动作为素材，自创主旨，自编功法，自配音乐，自选背景与服装。

（2）整套动作中必须有完整的健身气功功法动作。完整动作是指中国健身气功协会推广的健身气功功法套路中任何一式动作的左式（或右式）开始至完整演示结束。

（3）根据规程要求选取定式动作。定式动作以健身气功功法每式定式动作为标准。

（4）过程动作是指链接完整动作和定式动作的各种功法动作及自编动作。创编动作是指以健身气功功法的各种手型、手法、步型、步法、身型、身法、腿法及器械方法为素材重新创编的动作。

2. 规格与演示。

整套动作的评分依据功法中的评分标准进行评定。整套动作的演绎必须符合健身气功意、气、形的完美融合与功法意境。

（1）动作错误、失误内容与扣分标准。

①规格动作、错误内容与扣分标准遵照各功法评分标准执行。

②动作失误内容扣分标准与有关规定遵照功法评分标准执行。

（2）演示水平等级评分标准与有关规定。

演示水平等级评分标准遵照功法演示水平评分标准执行。

（二）艺术表现的评分

1. 艺术表现等级评分标准。

（1）编排与结构（4分）。

①整套创编是指全套动作的内容包括定式动作、过程动作、完整动作的合理分布并具有独创性。

②整套动作设计应以健身气功动作为元素进行合理的再次创作，在融合其他元素时，必须符合健身气功的动作与风格特点；步法运用必须符合健身气功的基本属性；动作中不允许出现明显的显示其他项目特征的动作或静止性造型（例如碎步、叠罗汉、托举、劈叉等动作）。

③整套动作内容的队形变化必须新颖多样、过渡自然、衔接流畅、灵活静谧和具有创意；必须有效地、充分地和均衡地使用场地中央和四个角等各个位置；动作构图造型应层次分明、布局合理，表现出多样性。

④整套动作创作应主旨突出、有创意，禁止以暴力、宗教信仰、种族歧视等为主题。

（2）音乐与动作（3分）。

①音乐要能够反映健身气功运动的特点；音乐要流畅，风格特点要与

动作编排相一致。

②运动员（队）诠释音乐时要表现出音乐的节奏、速度以及韵律与动作的协调契合。

③音乐风格要鲜明，剪接要清晰、流畅、自然，具有完整性和独特性。

（3）背景、服装与道具（3分）。

①背景制作：表现内容文明、积极、向上，画面清晰，色彩的选用符合主题，大方得体。

②服装：大方得体，符合动作与曲目风格，无不文明、不健康元素，不得影响动作展示或存在安全隐患，不得佩戴可能伤及自身或他人的配饰。

③道具：在道具的使用上，必须符合健身气功功法要求，能够充分发挥其健身属性，与参赛曲目的风格、主题相符。

2. 艺术表现等级评分标准。

艺术表现等级评分标准

档次	级别	分数段	评分标准
优秀	1级	9.61—10.00	编排与结构新颖，队形变化多样，流畅自然，构图层次分明，主旨突出；音乐风格鲜明，节奏韵律与动作韵味相辅相成，音乐形象表现准确；背景表现内容积极向上，服装大方得体；使用的道具符合要求
	2级	9.21—9.60	
	3级	8.81—9.20	
良好	1级	8.21—8.80	编排与结构较新颖，队形变化较多样，较流畅自然，构图层次较分明，主旨较突出；音乐风格较鲜明，节奏韵律与动作韵味相辅相成，音乐形象表现较准确；背景表现内容较积极向上；服装较大方得体；使用的道具较符合要求
	2级	7.61—8.20	
	3级	7.01—7.60	
一般	1级	6.21—7.00	编排与结构不新颖，队形变化不多样，不流畅自然，构图层次不分明，主旨不突出；音乐风格不鲜明，节奏韵律与动作韵味不相辅相成，音乐形象表现不准确；背景表现内容不积极向上，服装不大方得体；使用的道具不符合要求
	2级	5.41—6.20	
	3级	4.60—5.40	

（三）裁判长的扣分

1. 运动员（队）因动作失误造成比赛功法中断，可申请重做一次，扣1分。

2. 着装不符合规程规定，扣0.1分。

3. 未在规程规定的音乐时间内完成动作，扣0.1分。

4. 集体赛每多1名或缺1名运动员，扣0.5分。

5. 运动员（队）临场因伤病不能继续比赛，裁判长有权令其终止，按弃权处理。经治疗后可继续比赛的，则安排在该项目比赛最后一组上场，按重做处理，扣1分。

6. 自编气舞套路内容不符合竞赛规则、竞赛规程要求的，每出现一次扣0.1分。

第四章　竞赛项目的基本要求

第一节　普及功法主要动作基本要求

一、健身气功·易筋经

1. 健身气功·易筋经整套功法的基本要求。

（1）动作舒展，伸筋拔骨；（2）柔和匀称，协调美观；

（3）注重脊柱的旋转屈伸；（4）刚柔相济，虚实相兼。

2. 健身气功·易筋经主要动作的基本要求。

健身气功·易筋经主要动作基本要求

动作名称	基本要求
预备势	1. 两脚并拢站立，身体中正，两手自然垂于体侧 2. 下颏微收，目视前方
韦驮献杵第一势	1. 两臂自体侧向前抬至前平举，掌心相对，指尖向前 2. 两臂屈肘，自然回收，指尖向斜前上方约 30°，两掌合于胸前，相距约 10 厘米，掌根与膻中穴同高，松肩虚腋，目视前下方
韦驮献杵第二势	1. 两肘抬起，两掌伸平，手指相对，掌心向下，掌臂约与肩成水平 2. 两臂向左右分开至侧平举，掌心向下，指尖向外；五指自然并拢，坐腕立掌 3. 两掌外撑时，力在掌根，两臂成水平，目视前下方

续表

动作名称	基本要求
韦驮献杵第三势	1. 两掌内旋，翻掌至耳垂下，掌心向上，虎口相对，两肘外展，约与肩平 2. 重心前移至前脚掌，提踵；同时两掌上托至头顶，掌心向上，展肩伸肘；微收下颏，舌抵上腭，咬紧牙关，目视前下方
摘星换斗势	1. 两腿屈膝；一侧掌经体前摆至对侧髋外侧，另一侧臂经体侧摆至体后，手背轻贴命门，目视髋侧手 2. 两腿直膝，身体转正，以腰带臂；髋侧手经体前向额上摆至头顶斜上方，松腕，肘微屈，掌心向下，指尖向左，中指指尖垂直于肩髃穴；眼随手走，目视掌心
倒拽九牛尾势	1. 两掌同时从小指到拇指逐个相握成拳，拳心向上，目视右拳 2. 重心后移，后膝微屈；稍转腰，以腰带肩，以肩带臂，体前手臂外旋，体后手臂内旋，屈肘内收 3. 两臂旋拧时，拳心向外，目视体前手
出爪亮翅势	1. 展肩扩胸时，掌心相对，松肩沉肘 2. 转掌心向前，成荷叶掌，指尖向上，瞪目 3. 松腕，掌心向下，屈肘，收臂，立柳叶掌于云门穴，目视前下方
九鬼拔马刀势	1. 两腿屈膝，转体；同时上手手臂内收，含胸；下手沿脊柱上推，目视异侧脚跟 2. 两腿直膝，身体转正，上手向上经头顶上方向下至侧平举，下手经体侧向上至侧平举，两掌心向下，目视前下方 3. 起身后，展臂扩胸，目视体侧上方
三盘落地势	1. 屈膝下蹲，沉肩坠肘，两掌下按与环跳穴同高，两肘微屈，掌心向下，指尖向外 2. 口吐"嗨"音，两脚距离约宽于肩，脚尖向前，目视前下方 3. 下蹲与起身时，上体始终保持正直

动作名称	基本要求
青龙探爪势	1. 一侧手臂屈肘、屈腕，变"龙爪"，经下颏向转体方向水平伸出，转体约90°，目视"龙爪"方向 2. "龙爪"变掌，随身体前屈，下按至脚外侧，躯干由一侧前屈转至另一侧前屈，并带动手划弧至同侧脚外侧，手臂外旋，掌心向前，握固；动作过程中直膝，目随手动
卧虎扑食势	1. 脚前迈，成弓步，同时两拳提至云门穴，并内旋变"虎爪"，向前扑按，目视前方 2. 躯干由腰至胸逐节屈伸，重心随之前后移动，同时两手随躯干屈伸向下、向后、向上、向前绕环一周，目视前方 3. 两"爪"下按，十指着地；后腿屈膝，脚趾着地；前脚跟稍抬起；随后塌腰、挺胸、松肩、抬头、瞪目；目视前上方
打躬势	1. 起身转正，右脚尖内扣，左脚收回，两脚开立，同时，两手随身体左转，外旋，掌心向前 2. 身体前俯，由头经颈椎、胸椎、腰椎、骶椎，自上向下逐节牵引前屈，两肘外展；目视脚尖 3. 起身时，由骶椎至腰椎、胸椎、颈椎，自下向上逐节伸直后成直立，同时两掌掩耳，两肘外展 4. 身体前屈或起身时，两腿伸直
掉尾势	1. 两手猛然拔离双耳，手臂自然前伸，十指交叉相握，掌心向内 2. 身体前屈时，两膝伸直，塌腰、抬头，两手交叉下按；目视前方 3. 转头扭臀时，始终保持抬头，同侧头与臀相向运动
收势	1. 两手松开，两臂外旋；起身，两臂伸直外展成侧平举，掌心向上 2. 两臂上举，肘微屈，掌心向下；目视前下方

二、健身气功·五禽戏

1. 健身气功·五禽戏整套功法的基本要求。

（1）仿生导引，象形取意；（2）引挽腰体，动诸关节；

（3）外引内导，形松意充；（4）动静结合，练养相兼。

2. 健身气功·五禽戏主要动作的基本要求。

健身气功·五禽戏主要动作基本要求

动作名称	基本要求
起势调息	1. 两脚开立，与肩同宽，脚尖向前，身体中正，目视前方 2. 两掌上托时，与肩同宽；内合时，掌心对应膻中穴；下按时，掌心朝下；上托、内合、下按动作路线成圆弧
虎举	1. 上举、下拉时，两手沿垂直线运行；在髋前、胸前、头顶进行手型转换 2. 上举时，两掌上撑、脚趾抓地，躯干上下引伸拔长，与地面保持垂直
虎扑	1. 长引腰时，两腿伸直，抬头塌腰；躯干与两臂成一条直线；上身与地面平行 2. 上提时，先屈膝下蹲，再依次伸膝、送髋、挺腹、挺胸、顺项节节蠕动身体 3. 下扑时，一侧脚尖外展约 30°，另一侧脚迈出成虚步；胸部朝前，躯干前倾约 45°；两拳变虎爪按于膝前两侧
鹿抵	1. 弓步时，前脚脚尖外展约 70°，后腿伸直，后脚全脚掌着地；重心在前脚 2. 重心前移时，两手由身体一侧经体前向另一侧划平圆；后坐时，两手经体侧向上、向下划立圆 3. 转腰下视时，先转腰再侧屈，上手向后方伸抵，下方手肘尖抵腰，目视后脚脚跟
鹿奔	1. 上步成弓步时，迈大步，落小步；两脚保持横向间距，身体中正 2. 后坐拱背时，含胸拔背，收腹敛臀；两手成鹿指向前引伸，间距约 5 厘米；目视前下方 3. 跳换步时，重心左右转换要虚实分明，轻盈灵巧

动作名称	基本要求
熊运	1. 摩运时，两手握空拳，以腰腹运动带动两拳沿肚脐外周划圆；髋关节相对固定，两膝自然伸直 2. 头部随腰腹的运转同向划圆；两眼余光关注两拳
熊晃	1. 提髋时，重心在支撑腿，身体相对正直；提起腿膝关节放松 2. 落步震脚时，脚尖向前，全脚掌着地，重心前移成弓步 3. 前移后坐时，以重心移动带动身体拧腰晃肩、摆动两臂；同时通过拧腰晃肩，挤压胁肋部；保持百会上领，避免摇头晃脑
猿提	1. 提踵勾手时，按照百会上领、耸肩、收腹、提肛、脚跟离地、上提重心的顺序依次上提；落踵时，按照头部放松、沉肩、松腹、落肛、脚跟着地、重心下落的顺序依次下落 2. 耸肩提踵勾手时，含胸拔背、收腹提肛、两肩内合，从上、下、左、右四个方向挤压胸腔 3. 提踵转头时，头部平转，眼神平移
猿摘	1. 丁步顾盼时，身体微侧倾；目视斜上方 2. 上步摘桃时，前手由左（右）至右（左）划弧至体侧变勾手，后手由后至前划弧至头部前上方变勾手；后点步两腿膝关节伸直，身体直立；目视上方手 3. 丁步托掌时，支撑脚踩实，两膝松沉弯曲；上体正直；上手五指张开成托桃状，下手置于上手肘关节下侧；目视托桃手
鸟伸	1. 重心向下松沉，两掌腹前相叠，掌心朝下，目视前下方 2. 叠掌上举时，身体微前倾，同时提肩、缩项、挺胸、塌腰，目视前方 3. 平衡时，抬头、伸颈，肩胸向后打开，后腿上摆，身体成反弓形；两手成"鸟翅"向侧后方45°摆起，掌心斜朝上

动作名称	基本要求
鸟飞	1. 提膝时,支撑腿自然伸直,提膝腿上提至腰部以上 2. 提膝上举时,重心向上升起,身体正直;两手成"鸟翅"在头顶相合,间距5厘米,手背相对,指尖斜朝上 3. 落脚合抱时,重心向下松沉屈膝,身体正直;两手合抱体前
引气归元	1. 两掌上捧时,掌心朝上;下按时,掌心朝下;身体正直,两膝放松,自然站立 2. 腹前合抱时,两臂先内旋侧起,再微外旋,随之两手虎口交叉叠掌于腹前(男性左手在里,女性右手在里);目视前方

三、健身气功·六字诀

1. 健身气功·六字诀整套功法的基本要求。

(1)读音口型,系统规范;(2)吐纳导引,内外兼修;

(3)舒缓圆活,动静结合;(4)简单易学,安全有效。

2. 健身气功·六字诀主要动作的基本要求。

健身气功·六字诀主要动作基本要求

动作名称	基本要求
预备势	两脚平行站立,约与肩宽,立项竖脊,含胸,目视前下方
起势	1. 两掌上托时,掌心向上,十指相对,约与两胸同高 2. 两掌向前拨出时,沉髋后坐,掌向前撑,两臂成圆 3. 两掌轻覆肚脐静养时,两肘略外展,虚腋,虎口交叉相握
嘘字诀	1. 穿掌与转体时,两膝伸直,身体转至90°;穿掌手指向转体方向 2. 转体时,两脚不动,身体中线保持垂直水平旋转 3. 穿掌时,口吐"嘘"字音;发声吐气时,嘴角后引,槽牙上下平对,中留缝隙,气从槽牙间、舌两边呼出

动作名称	基本要求
呵字诀	1. 捧掌时，微屈肘收臂，两掌小指一侧相靠，掌心向上，约与肚脐同高，目视两掌；屈肘时，略低头含胸，目视前下方 2. 两掌下插至肚脐前，两腿自然直立 3. 两臂外拨时，屈膝下蹲，掌心向外，两臂成圆 4. 两掌下插时，口吐"呵"字音；发声吐气时，舌体上拱，舌边轻贴上槽牙，气从舌与上腭之间缓缓呼出
呼字诀	1. 两掌外开时，沉髋后坐，臂掌外撑，手与腰运动方向相反 2. 吐气发声时，两掌外开与肚脐同高，两掌心之间的距离与掌心至肚脐之间的距离相等，掌心斜对肚脐 3. 屈膝下蹲，两掌外开时，口吐"呼"字音；发声吐气时，舌两侧上卷，口唇撮圆，气从喉出
呬字诀	1. 两肘下落，夹肋，顺势立掌于肩前，掌心相对，两肩胛骨向脊柱靠拢，展肩扩胸，藏头缩项 2. 藏头缩项时，下颌略内收，目视斜前上方 3. 两掌前推时，口吐"呬"字音；发声吐气时，上下门牙对齐，留有狭缝，舌尖轻抵下齿，气从齿间呼出
吹字诀	1. 两臂侧平举时，掌心斜向后，指尖向外 2. 两掌从腰部下滑时，口吐"吹"字音；发声吐气时，舌体、嘴角后引，槽牙相对，两唇向两侧拉开收紧，气从喉出后，从舌两边绕舌下，经唇间呼出
嘻字诀	1. 两掌外开上举时，上臂保持水平状态，经面前分掌、外开、上举，两臂成弧形，掌心斜向上；目视前上方 2. 吐音时，两膝放松，微屈膝下蹲 3. 两掌顺势外开至髋旁约 15 厘米处，掌心向外，指尖向下，目视前下方 4. 两掌下按口吐"嘻"字音；吐气发声时，舌尖轻抵下齿，嘴角略后引并上翘，槽牙轻咬，气从槽牙边经过呼出
收势	1. 两手外旋内翻，转掌心向内，合抱收掌至腹前，虎口交叉相握，轻覆肚脐 2. 两掌沿肚脐周围先顺时针方向、后逆时针方向按揉脐腹

四、健身气功·八段锦

1. 健身气功·八段锦整套功法的基本要求。

（1）形与神合，气蕴其中；（2）质朴端庄，行易效宏；

（3）松紧结合，动静相兼；（4）舒展柔和，圆活连贯。

2. 健身气功·八段锦主要动作的基本要求。

健身气功·八段锦主要动作基本要求

动作名称	基本要求
预备势	1. 成抱球状时，后顶虚领、立项竖脊、沉肩坠肘、虚胸实腹，掌心向内，与脐同高，两掌指尖相对，间距10—20厘米；目视前方 2. 屈膝下坐时，松腰敛臀；膝盖不能超越脚背，脚尖向前，平行站立；目视前方
两手托天理三焦	1. 两掌垂直向上托至胸前后，两臂内旋，继续向上托起，舒胸展体，肘关节微屈，掌心向上；抬头，目视两掌。两臂继续向上抻拉时，肘关节伸直，力在掌根，意气达于掌指；目视前方 2. 两掌下落于腹前成捧掌时，掌心向上，掌指相距约10厘米；目视前方
左右开弓似射雕	1. 左右开弓时，立项竖脊，沉肩坠肘；侧推掌腕与肩平，指尖向上，坐腕翘指；"龙爪"平拉至同侧肩前，犹如拉弓射箭之势；两臂对拉保持一条直线；目视推掌方向 2. 两腿屈膝半蹲成马步时，两脚间距约为本人脚长的3倍，脚尖向前，大腿略高于水平，膝盖不超过脚尖；上体保持中正，重心落于两腿中间
调理脾胃须单举	1. 两掌抱于胸腹前时，与胸同高之手，掌心向内，指尖斜向上；与腹同高之手，指尖斜向下；沉肩坠肘，如怀抱婴儿状；目视前方。成单举时，上举手肘关节微屈，力达掌根，掌心斜向上，中指指尖与肩井穴在同一垂直线上；下按手至胯旁约10厘米处，肘关节微屈，力达掌根，掌心向下，掌指向前；动作略停，保持抻拉；目视前方 2. 上举手下落时，要经上举路线原路返回；两掌捧于小腹前，掌心向上，指尖相对，间距约10厘米；目视前方

动作名称	基本要求
五劳七伤往后瞧	1. 后瞧时，立身中正，胸部保持正对前方，转头不转体，旋臂充分，转头用力适度，两臂于体侧抻拉拔长；目视斜后方 2. 屈膝按掌时，松腰沉髋，重心下降，两腿膝关节弯曲，膝盖不超越脚背，脚尖向前；两掌按于胯旁，掌心向下，指尖向前；目视前方
摇头摆尾去心火	1. 两掌向上分托至头斜上方，肘关节微屈，掌心斜向上，指尖相对；目视前方 2. 两腿屈膝半蹲成马步时，两脚间距约为本人脚长的 3 倍，脚尖向前，大腿略高于水平，膝盖不超过脚尖；上体保持中正，重心落于两腿中间。两掌手指扶于膝关节上方时，沉肩坐腕，掌根悬空，手腕松沉，掌指斜向前，五指轻抚膝关节上方；目视前方 3. 摇头摆尾时，以尾闾旋转为主。摇头时胸部微含，摆尾时要收腹，动作圆活连贯
两手攀足固肾腰	1. 两掌心贴背，沿脊柱两侧向下摩运至臀部后再向下俯身。向下俯身时，颈、肩、腰脊要节节放松，特别是命门穴要放松，成反弓形；目视下方 2. 向上起身时，以臂带身，尽量伸展肢体。先塌腰翘臀，再引腰微抬头，成反弓形；目视前下方 3. 整个动作过程中，始终保持挺膝
攒拳怒目增气力	1. 两腿屈膝半蹲成马步时，两脚间距约为本人脚长的 3 倍，脚尖向前，大腿略高于水平，膝盖不超过脚尖；上体保持中正，重心落于两腿中间 2. 攒拳时，上体保持中正，沉肩坠肘；当肘关节离开肋部时，拳要越握越紧，眼睛注视冲出之拳，并逐渐睁大，同时脚趾抓地；旋腕的同时，眼睛睁圆；前臂与肘要贴胁肋部前送与回收 3. 旋腕时，先屈腕使掌指向下，再向里、向上、向下，以腕为轴立圆绕一周 4. 握固时，拇指抵掐无名指根节内侧，其余四指屈拢收握

续表

动作名称	基本要求
背后七颠百病消	立项竖脊，后顶领起，沉肩垂肘，提肛收腹，掌指下伸；同时，两脚并拢，脚跟提起，脚趾抓地；动作略停。脚跟徐缓下落，轻震地面；同时咬牙、沉肩、舒臂，周身放松；目视前方
收势	1. 两臂侧起时，掌心向后，掌指斜向下；目视前方 2. 两掌相叠时，男性左手在内，女性右手在内；目视前下方，静养片刻

五、健身气功·大舞

1. 健身气功·大舞整套功法的基本要求。

（1）以舞宣导，通利关节；（2）以神领舞，以舞调心；

（3）以舞正形，形神兼备；（4）内动外舞，身韵圆和。

2. 健身气功·大舞主要动作的基本要求。

健身气功·大舞主要动作基本要求

动作名称	基本要求
预备势	1. 并步站立时，两臂垂于体侧，周身中正，面带微笑 2. 两臂上举时，两臂举至额前上方约30°，两臂之间约90°；目视前上方约45° 3. 下蹲按掌时，尾闾下垂，敛臀；两膝不超过脚尖
昂首势	1. 下蹲时，屈膝约45°，抬头翘尾，脊柱成反弓，肩胛挤压，掌心向上，掌根与耳同高，目视前上方 2. 起身时，头中正，尾闾下垂，两臂外展成侧平举 3. 马步时，两脚平行，两膝不超过脚尖
开胯势	1. 成丁步时，两掌至额前，掌桡侧与额相距约5厘米，掌心相对约20厘米 2. 开胯展臂时：目视左手，向左顶髋；目视右手，向右顶髋 3. 侧撑手与肩同高，劳宫穴对应印堂穴；上撑手劳宫穴对应玉枕穴，上臂至水平线向上约45° 4. 丁步开合胯时，前脚掌碾转，刺激涌泉穴，挤压大敦穴

动作名称	基本要求
抻腰势	1. 伸臂时，先目视前上方，当手臂将要伸直时，下颏回收，目视前下方 2. 伸臂抻腰时，手臂、躯干与后腿成直线；前腿屈膝，后脚蹬地，躯干前倾45° 3. 后坐时，前脚尖上翘、翘臀、塌腰、挺胸、抬头；两掌收回于胸前，掌根桡侧与膻中穴相距约15厘米 4. 转身时以脚跟为轴，脚尖外展90° 5. 提膝时，脚尖自然下垂；蹬脚时，脚尖上翘；上步时，向左（右）前方约30°落步，脚尖朝前
震体势	1. 独立上提时，提膝高于水平，脚趾上翘；拳面经耳门，提至头顶上方 2. 落脚时，脚趾保持上翘，落脚点在支撑脚内侧垂线向后约15° 3. 握固时，拇指指端掐无名指指根内侧，小指至食指依次抓握 4. 两臂下落时逐渐内旋，以合谷穴为点敲击胆经 5. 转体伸臂时，躯干旋转90°，左手向右伸出，右手向左伸出
揉脊势	1. 成丁步时，脚尖向前，再以前脚掌为轴充分碾转 2. 揉脊时，躯干侧屈，约垂线向左或右45°，上伸手臂与同侧腿成弧线；下撑手劳宫穴与大包穴同高 3. 两臂向一侧摆动和回收时，从髁至膝、从膝至髋、从髋至肩、从肩至手，节节引伸和收回
摆臀势	1. 俯身时，由头经颈、胸、腰、骶椎，从上向下逐节牵引前屈；起身时，由骶椎经腰、胸、颈、头，从下向上依次逐节伸直 2. 合掌时，掌心成虚空状，掌根与膻中穴同高 3. 摆臀划圆时，尾椎与指尖应同时同方向 4. 马步时，两脚平行，两膝不超过脚尖
摩肋势	1. 退步摩肋时，上体中正，掌根沿腋中线向下推摩，经过髋关节 2. 俯身时抬头，一手攀足，一手至背后上方，约水平线向上45°，掌心斜向上 3. 转身抡臂时，以腰带臂，两臂内旋，成立圆

动作名称	基本要求
飞身势	1. 上步或退步时，两臂在侧平举的水平线周围 45°划圆 2. 挥臂转身时，膝微屈，头平转，上臂在肩高水平线上或下约 45°，上方手腕外旋且指尖向上，下方手腕内旋且指尖向下 3. 提膝时，脚尖自然下垂，两肘微屈
收势	1. 上抱时，身体中正，两臂环抱 2. 下按时，两掌至膈肌高度转掌心向内

六、健身气功·马王堆导引术

1. 健身气功·马王堆导引术整套功法的基本要求。

（1）抻筋拔骨，循经导引；（2）舒展柔美，象形表意；

（3）旋腕摩肋，流畅顺达；（4）松紧相兼，气定神闲。

2. 健身气功·马王堆导引术主要动作的基本要求。

健身气功·马王堆导引术主要动作基本要求

动作名称	基本要求
起势	1. 两脚开立时，与肩同宽；重心在两脚之间，脚尖向前，身体中正；目视前方 2. 两掌上抬时，掌心斜向上，与肚脐同高，两臂自然伸直；同时，百会穴上领，微提踵
挽弓	1. 屈肘立掌时，掌心相对，与膻中穴同高，间距约 10 厘米，目视前下方 2. 挽弓时，两腿伸直，髋关节侧顶；一侧手臂前伸，另一侧手臂屈肘后拉，肘与肩平；头略后仰，目视前上方
引背	1. 提踵插掌时，两臂内旋向前下方插出，同时提踵、拱背；手臂与身体约成 30°夹角；目视指端 2. 旋腕摩肋时，手背贴身，从小指开始依次旋腕摩运胁肋部 3. 身体后坐时，微屈腕；同时低头、拱背、收腹；目视手腕相对处

动作名称	基本要求
凫浴	1. 并步顶髋时，两腿屈膝半蹲，髋关节侧顶；同时两掌摆至身体斜后方45°，目视斜前方 2. 旋腰摆臂时，以腰带动手臂向体侧摆动，掌心相对；目视斜后方
龙登	1. 屈膝下蹲时，两掌在胸前成莲花状，全脚掌着地；目视两掌 2. 两掌上托时，以腕为轴压掌，掌心向上；同时提踵，目视前下方
鸟伸	1. 前俯按掌时，上体与地面平行，两掌按于体前，抬头；目视前方 2. 脊柱蠕动时，由腰椎、胸椎、颈椎节节蠕动伸展，两掌随蠕动前摆下按，随之抬头，目视前方
引腹	1. 旋臂顶髋时，两臂侧平举，一侧手臂内旋，另一侧手臂外旋；同时髋关节侧顶，上体保持中正；目视前方 2. 顶髋撑按时，上撑掌掌心向上，小指对应肩部臑俞穴；下按掌掌心向下，拇指对应环跳穴；目视斜前方
鸥视	1. 上步摩肋时，手背贴身，从小指开始依次旋腕摩运肋肋部 2. 勾脚探视时，两肩后拉，头前探；同时勾脚尖，目视前上方
引腰	1. 抵腰前推时，身体后仰；目视前方 2. 转腰提肩时，以腰部转动带动肩部上提，两臂自然伸直；头部侧转，目视侧方 3. 上体前俯时，头正颈直，目视前下方；起身提手时，手背相对沿身体中线上提至与胸同高，目视前方
雁飞	1. 并步站立时，两臂侧平举，掌心向下，目视前方 2. 举臂屈蹲时，两臂保持直线，与地面成45°，目视上手 3. 转头下视时，身体姿势不变，唯头由侧上方慢慢转向侧下方
鹤舞	1. 两臂前后平举时，掌心向下，与肩同高，目视前方 2. 向外推掌时，身体中正；头正颈直，向侧、向后平行转动

动作名称	基本要求
仰呼	1. 开臂仰呼时，上体微前倾，挺胸、塌腰、头后仰；目视前上方 2. 两掌扶按于腰侧时，指尖朝下，提踵；目视前方
折阴	1. 前俯拢气时，两掌向前、向下弧形拢气 2. 起身托气时，两掌行至与期门穴同高，然后转掌下落，目视前方
收势	1. 两掌向前合抱时，掌心对照神阙穴，掌指间距 10 厘米，目视前方 2. 叠掌于腹前时，虎口交叉；分掌下按时，两掌沿带脉摩运至腰侧，然后按掌下落；目视前方

七、健身气功·十二段锦

1. 健身气功·十二段锦整套功法的基本要求。

（1）意形相随，动息结合；（2）动静相间，形神共养；

（3）强调伸展，注重按摩。

2. 健身气功·十二段锦主要动作的基本要求。

健身气功·十二段锦主要动作基本要求

动作名称	基本要求
预备势	正身盘坐，后顶上领，下颏微收，立项竖脊，含胸松腹，沉肩虚腋；沉髋展膝，旋踝翻足，大腿平放，两掌扶于两膝内侧；目视前方
冥心握固	1. 两掌向体前 45° 前伸，两臂外旋向斜上方举起，舒胸展体，指尖高于头，抬头目视前上方；两掌下落时，经前平举，与肩同宽，掌心向下，立项竖脊，百会虚领 2. 两掌变握固置于两膝内侧，两眼垂帘
叩齿鸣鼓	1. 上体保持中正，目视前下方 2. 叩齿鸣鼓时，掩实耳孔，静听默数；叩齿宜轻，略带咬劲，嘴唇轻闭；鸣鼓时食指弹击后脑要有弹力

动作名称	基本要求
微撼天柱	1. 转腰旋臂成侧平举，掌心向后，以腰带臂，沉肩、立身 2. 转头时，上体不动，竖项 3. 抬头时，上体保持中正，下颏用力，同侧手腕掌根下压，稍停，颈项不可松懈断劲 4. 百会上领，下颏内收后，上体再回转依次完成
掌抱昆仑	1. 抱头转体45°，上体保持正直，向后展开肩、肘，目视斜前方 2. 侧倾时，一侧肘找膝，另一侧肘上抬，抻拉胁肋部。同时转头，目视上抬肘方向；胸部保持朝斜前方
摇转辘轳	1. 单摇：臂前送时，转腰、顺肩、坐腕；臂回拉时，屈肘、提腕；要以腰的左右拧转带动臂的摇动 2. 双摇：展肩扩胸，提肩，含胸拔背，沉肩；食指指根节点揉肾俞穴，绕肩要圆活连贯 3. 交叉摇：以腰带臂绕立圆，两肘前后摆要一致
托天按顶	1. 两脚并拢前伸，两腿伸直，脚尖向上；两手扶于膝关节上；目视脚尖 2. 直臂上托时，躯干与臂要保持垂直，伸展腰臂，抻拉两胁；膝关节伸直、脚面绷平 3. 两掌下按时，立腰，头上顶；膝关节伸直、勾紧脚尖
俯身攀足	1. 向前攀足时，躯干前倾约45°；两手回搬，脚尖勾紧、挺膝、塌腰、抬头；下颏主动向上用劲，动作稍停，目视上方 2. 两腿与腰脊保持抻拉姿势不变，下颏内收，抻拉脖颈，动作稍停，目视膝关节
背摩精门	两掌上下拧转翻落要垂直起落
前抚脘腹	两掌腹前摩运时，指尖向下；两掌两侧摩运时，指尖相对
温煦脐轮	正身端坐，左掌在里叠于肚脐处，两眼垂帘
摇身晃海	头部不动，立项竖脊、收下颏、两眼垂帘；速度均匀，圆活连贯；摇转幅度不宜过大，两膝不要抬起
鼓漱吞津	搅海时，唇口轻闭，舌尖在口腔内和牙齿外绕转；鼓漱时，两腮要快速抖动
收势	同冥心握固

八、健身气功·导引养生功十二法

1. 健身气功·导引养生功十二法整套功法的基本要求。

（1）养生理法，源于易医；（2）功走圆道，天人合一；

（3）逢动必旋，工于梢节；（4）意形结合，意如清流；

（5）动息相随，动缓息长；（6）健内助外，命意腰际。

2. 健身气功·导引养生功十二法主要动作的基本要求。

健身气功·导引养生功十二法主要动作基本要求

动作名称	基本要求
预备势	1. 并步站立，周身放松 2. 两手叠于丹田，男、女均左手在里
乾元启运	1. 两掌内旋分摆至约与肩平，掌心朝后，两臂自然伸直 2. 屈膝下蹲，两掌稍回收下沉至与脐平，掌心朝下，掌指朝前，眼平视前方
双鱼悬阁	两脚并拢，两腿伸直；两掌横向对摩，上架手位于头斜上方，臂成弧形；下按手位于胯旁，约20厘米，臂成弧形
老骥伏枥	1. 两掌握拳屈肘收于胸前，肘尖下垂，两前臂相靠贴身，拳高与下颏齐平 2. 两腿下蹲成马步，两掌成勾（少商与商阳相接）从体侧向身后勾挂，勾尖儿朝上，两臂伸直
纪昌贯虱	开步站立，随转体一侧腿屈膝下蹲，脚不动；另一侧腿伸直，脚跟侧蹬
躬身掸靴	1. 随身体转动，拳变掌内旋后伸上举，再外旋摆至身体前上方 2. 上体侧屈，两腿伸直，手掌外旋沿腿摩运下行，稍抬头；头随身体转正，手掌内旋经脚面摩运至脚外踝处呈掸靴状
犀牛望月	1. 开步时，脚尖朝前，两拳变掌内旋下按后撑 2. 随转体一侧腿屈膝下蹲，脚不动；另一侧腿伸直，脚跟侧蹬 3. 两掌从两侧向上摆起停于头前侧上方，两臂均成弧形，掌心朝前上方，掌指相对

续表

动作名称	基本要求
芙蓉出水	1. 后插步下蹲成盘根步两手握拳侧拉时，胯旁手拳眼朝后，胸前手拳心朝前 2. 两拳变掌，两掌掌根相靠上托于胸前呈莲荷开放状
金鸡报晓	1. 两掌变勾手（六井相会）向两侧、向上摆起，两臂自然伸直，两腕约与肩平 2. 脚跟落地，两腿下蹲，两膝相靠 3. 支撑腿伸直，后抬腿屈膝后伸，脚面绷平，脚底朝上；两掌内旋向里划弧至腹前时变成勾手，直臂向前、向上提至头前侧上方，勾尖儿朝下，身体成反弓形
平沙落雁	1. 两掌以腕关节顶端领先向两侧弧形摆至与肩平，两臂自然伸直，掌心朝下 2. 两腿下蹲成盘根步；两掌随两臂分别伸肘、坐腕弧形侧推，两臂自然伸直，手腕约与肩平，掌心朝外，掌指朝上
云端白鹤	1. 两腿伸直，脚趾上翘，从合谷穴沿体侧向上摩运至大包穴附近；脚趾抓地，两腿微屈，两掌掌背挤压大包穴，继而靠叠于胸前，两臂屈肘，掌指朝里 2. 两腿下蹲，两掌叠腕、卷指向左右分摆 3. 两腿伸直，脚跟提起；两掌内旋分别摆至头前上方，抖腕亮掌，两臂成弧形
凤凰来仪	1. 移重心向前方上步成虚步时，两掌内旋变成勾手（少商与商阳相接）向身后勾挂，两臂伸直，勾尖儿朝上 2. 重心后移，前脚尖翘起，身体转正；两掌内旋经面前向两侧分开，两臂自然伸直，手腕高约与肩平，掌指朝上 3. 两手经胸前、面前左右分掌时，宜舒胸直背，松腰敛臀
气息归元	1. 两掌先内旋、后外旋摆至体侧，掌心由朝后转为朝前，臂与上体之夹角约为 60°，两臂自然伸直；眼平视前方 2. 两掌内收回抱叠于关元，男性左手在里，女性右手在里
收势	同气息归元

九、健身气功·太极养生杖

1. 健身气功·太极养生杖整套功法的基本要求。

（1）以杖导引，圆转流畅；（2）腰为轴枢，身械协调；

（3）按摩行杖，融为一体；（4）心随境转，气韵生动。

2. 健身气功·太极养生杖主要动作基本要求。

健身气功·太极养生杖主要动作基本要求

动作名称	基本要求
预备势	1. 卷杖上提，轻贴腹部，屈腕、屈肘提至两胸下 2. 伸腕、伸臂，沿腹向下摩运至两臂自然伸直
艄公摇橹	1. 一脚向斜前方 45° 上步，脚尖向上，脚跟着地；同时，转腰，卷提杖至两胸下，翻腕 2. 重心前移成弓步，同时两手由环握变夹持杖，向上、向前、向下弧形摇杖，幅度在肩、腰之间 3. 后坐时，上体中正，虚实分明
轻舟缓行	1. 杖划圆至头侧上方时，沉肩坠肘；一手掌心平展贴杖旋腕 180° 环握 2. 杖在身体两侧做立圆划杖、撑杖，并与转腰、重心变化协调配合 3. 上步退步时，两脚尖朝前，两脚内侧成一条直线
风摆荷叶	1. 一脚向一侧开步，屈膝半蹲，腰为轴枢，杖在腹前向斜前 45° 划平圆 2. 以杖导引，两臂叠于胸前，杖向体侧划圆 3. 体侧屈时，下手与腰同高，上手上臂贴于耳侧，两手变夹持杖，稍停，目视杖的方向
船夫背纤	1. 随转体两腿伸膝站立，转杖按压至肩上，杖向一侧摩运滑动 2. 以杖导引，贴身立圆转动 3. 弓步背纤时，蹬伸后腿，上体、下肢成一条直线，杖成水平，按压肩井穴，稍停；目视体后方

动作名称	基本要求
神针定海	1. 两手环握做旋杖，再变夹持杖弧形向一侧摆杖、转体 2. 由小指开始，依次握杖，手腕内旋，两手变环握杖，同时，杖在体前立圆转动 180° 3. 手臂外旋向体前 45° 上捧，手心向上，与头同高；下按手，经面前按至腹前
金龙绞尾	1. 向斜后 45° 方向撤步，两手握杖引导杖端向斜前方 45° 伸出 2. 两脚前脚掌依次碾转，转体成弓步，同时，杖向上、向体前划立圆 3. 重心后坐时，两手相向滑杖，手不离杖，杖不离身；目视前手方向 4. 两腿交叉，屈膝下蹲，成高歇步，微转腰，抵按承山穴，稍停
探海寻宝	1. 体前举杖，与肩同高，屈肘、坐腕收杖于两胸下，屈腕卷杖贴身向下摩运至脚 2. 转体、转头弧形举杖、落杖，两手环握位置固定。上举杖成垂直，下手置于肩前，躯干与下肢成 90° 夹角，目视杖上端 3. 俯身探海，两腿伸膝，抬头、塌腰，稍停
气归丹田	两腿屈膝半蹲，两臂由体侧向腹前合抱，掌心向内，十指相对，约距 10 厘米
收势	收左脚与右脚并拢，身体中正，两腿自然站立，目视前方

第二节 竞赛功法难度动作基本要求

一、健身气功·易筋经竞赛功法

1. 健身气功·易筋经竞赛功法整套功法的基本要求。

（1）动作舒展，伸筋拔骨；（2）柔和匀称，协调美观；

（3）注重脊柱的旋转屈伸；（4）刚柔相济，虚实相兼。

2. 健身气功·易筋经竞赛功法难度动作的基本要求。

健身气功·易筋经竞赛功法难度动作基本要求

动作名称	难度动作	基本要求
韦驮献杵第一势	直立举腿平衡	重心右移，左腿前举与髋同高，脚面绷直，两腿膝关节伸直
	盘腿平衡	右腿屈蹲，大腿成水平，左腿旋外内收成盘腿状，左踝置于右膝膝关节上端，目视前下方，停顿2秒
倒拽九牛尾势	提踵直立提膝平衡	移重心，一侧腿挺膝伸直，另一侧腿提膝，脚尖绷直，膝关节高于腰部；提踵，稍停，目视前下方
出爪亮翅势	直立提膝平衡	五指并拢，松腕，屈肘，收臂，立掌于云门穴后，左腿缓缓提膝于体前，稍高于腰部，目视前下方
	后举腿平衡	上体前倾，两掌前伸相合，指尖向前，左腿后伸上举，两腿膝关节伸直，头部、腿部均高于腰部，后举腿高于水平30°，停顿2秒
	燕式平衡	1. 两掌分开成侧平举，掌心向下，指尖向外，随之，立掌外撑，目视前方 2. 两腿膝关节伸直，双手、上身均高于水平，后举腿高于水平30°，停顿2秒
九鬼拔马刀势	直立举腿平衡	直膝，身体转正；右手由头部经上举，掌心向后，手指向上内旋，下落至前平举，掌心向下，左手经体侧向上抬，至前平举，掌心向下；同时，重心移至一侧脚，另侧腿直膝前举与髋关节同高，脚踝绷直，目视前下方
	直立提膝平衡	两手握拳，旋外屈肘回收立拳于腰间，支撑腿直立，一侧腿屈膝回收，成提膝平衡

动作名称	难度动作	基本要求
九鬼拔马刀势	侧身平衡	1. 上体斜前方侧屈，支撑腿膝关节伸直，侧举腿屈膝，大小腿折叠，膝稍高于头部，展髋外摆，成侧平衡，身体侧倾躯干略高于水平，停顿2秒 2. 后举腿脚面绷直；大小腿夹角小于60°
三盘落地势	三盘落地	两膝内扣，屈膝下坐，同时口吐"嗨"音，双踝、双膝、臀部紧贴地面，两膝并拢，两掌下按于膝前，指尖向前，顺势塌腰、挺胸、抬头，停顿2秒，目视前上方
卧虎扑食势	虎尾腿势	1. 俯身两"爪"下按，十指着地，后腿屈膝，脚趾着地，前脚跟稍抬起，塌腰、挺胸、抬头、瞪目，呈反弓形，目视前上方 2. 支撑腿膝关节略伸展，后腿折叠上抬，脚尖向上，小腿上翘，髋关节与大腿保持伸展，两"爪"前移着地，目视前方 3. 铁牛耕地：重心后移，低头含胸，屈膝、屈肘，身体由额头、鼻尖、下颏、胸部依次沿地面向前上方弧形充分伸展，两臂伸直，手臂支撑点的垂直线与肩关节的夹角大于30°；抬头挺胸，塌腰、瞪目，随后，身体依次由胸至额头按原动作路线返回 4. 铁牛耕地时，后举腿脚尖保持绷直

二、健身气功·五禽戏竞赛功法

1. 健身气功·五禽戏竞赛功法整套功法的基本要求。

（1）仿生导引，象形取意；（2）引挽腰体，动诸关节；

（3）外引内导，形松意充；（4）动静结合，练养相兼。

2. 健身气功·五禽戏竞赛功法难度动作的基本要求。

健身气功・五禽戏竞赛功法难度动作基本要求

动作名称	难度动作	基本要求
虎举	提踵上举	1. 两拳上提至胸前时变掌上举至头上方；同时，脚跟提起，目视两掌；两拳下拉至胸前时变掌下按；同时，脚跟落地，目视前方 2. 两手上举于头顶时，躯干上下引伸拔长，与地面保持垂直 3. 两手上举下落，眼随手动
虎扑	盘腿下扑	盘腿下扑时，支撑腿大腿下蹲至水平；摆动腿足踝部压在支撑腿膝上方，盘腿接近水平；静止 2 秒
鹿抵	坐盘望月	坐盘望月时，身体拧转 180°，两腿交叉相叠盘坐，臀部着地；两手成"鹿指"，两臂弯曲合抱于额前上方
鹿奔	缩身提腿	收腹敛臀、含胸拔背；两手成鹿指向前引伸，间距约 5 厘米；上举腿直腿举至腰部以上；目视前下方
	换步平衡	动作一次成形；身体前倾不超过 30°；后摆腿屈膝后摆，脚尖、"鹿指"高于臀部；静止 2 秒
熊运	提踵上运	以腰腹为轴，上体做顺（逆）时针摩运。两拳上运至一侧肋部前提踵，下运至另一侧肋部后落踵
熊晃	蹲伸独立	屈蹲时，支撑腿屈膝全蹲、脚跟着地摆动腿伸直上摆；起立时，摆动腿伸直上提至腰部以上；目视斜后方
猿提	提踵独立	支撑腿保持提踵；摆动腿屈膝上提至腰部以上，身体微左（右）转，凝视斜前方；静止 2 秒
猿摘	前探平衡	支撑腿自然伸直；身体前俯，上体高于水平；后举腿屈膝上提，膝关节高于髋；静止 2 秒

动作名称	难度动作	基本要求
鸟伸	燕式平衡	两腿膝关节自然伸直；身体前俯，头部上抬高于髋，后腿上摆高于头；同时两手成"鸟翅"后摆，高于水平，掌心斜朝上；目视前方；静止2秒
鸟飞	控腿独立	1. 独立时，支撑腿自然伸直，摆动腿直膝上提，高于水平，脚面绷直；同时两臂侧平举成"鸟飞"状，"鸟翅"略高于肩；目视前方 2. 下蹲时，身体中正；支撑腿屈膝全蹲，全脚掌踏实；摆动腿伸直下落；同时两手按至髋侧，掌心向下，目视前下方

三、健身气功·六字诀竞赛功法

1. 健身气功·六字诀竞赛功法整套功法的基本要求。

（1）读音口型，系统规范；（2）吐纳导引，内外兼修；

（3）舒缓圆活，动静结合；（4）简单易学，安全有效。

2. 健身气功·六字诀竞赛功法难度动作的基本要求。

健身气功·六字诀竞赛功法难度动作基本要求

动作名称	难度动作	基本要求
嘘字诀	提膝侧平衡	一侧腿挺膝伸直，另一侧腿屈膝上提，膝高于腰；先绷直脚面前踢，再内勾脚尖；蹬伸腿要膝关节伸直，高于水平，停顿2秒
呵字诀	蛇形蠕动	一侧肩内收，垂肘松肩，另一侧肩胛骨催动一侧肩、臂、肘、腕、掌、指伸展，有如蛇行、蠕动
呼字诀	单脚盘坐	1. 插步下蹲盘坐时，上盘腿屈膝向内收紧，脚跟贴紧下盘腿大腿根部；上盘腿大腿外侧贴紧下盘腿脚掌内侧，脚心向上 2. 插步盘坐与起身直立时，重心要慢移，始终保持上体正直

动作名称	难度动作	基本要求
呬字诀	波浪动	松腕伸掌后，以小指领动，其余手指随之依次波浪动；同时，肩、臂、肘、腕、掌、指都要放松做波浪动，两臂挥圆外开至侧平举
吹字诀	单举腿下蹲	单举腿下蹲时，支撑腿大小腿折叠全蹲，全脚掌着地；前举腿脚跟前蹬，脚尖上翘，膝关节伸直，高于水平；下蹲与起身时，要始终保持身体正直
嘻字诀	提踵伸展	提踵伸展时，身体后仰要充分，呈反弓形，目视后上方；停顿2秒

四、健身气功·八段锦竞赛功法

1. 健身气功·八段锦竞赛功法整套功法的基本要求。

（1）形与神合，气蕴其中；（2）质朴端庄，行易效宏；

（3）松紧结合，动静相兼；（4）舒展柔和，圆活连贯。

2. 健身气功·八段锦竞赛功法难度动作的基本要求。

健身气功·八段锦竞赛功法难度动作基本要求

动作名称	难度动作	基本要求
双手托天理三焦	提踵上托	1. 两臂内旋，两掌向上托至面前时，提踵，抬头；目视两掌 2. 两掌继续上托，肘关节伸直，掌心向上，下颔内收，停顿2秒；目视前方
	提踵转体	转体约90°，停顿2秒；目视前方
左右开弓似射雕	分掌摆腿	一侧腿挺膝伸直，另一侧腿向前、向侧平摆，脚尖放平，与胸同高；两臂外旋下落于两腰侧，掌心向上，再内旋向后、向身体两侧摆起，与肩同高，两掌心向下；目视前方

动作名称	难度动作	基本要求
左右开弓 似射雕	望月平衡	1. 支撑腿膝关节伸直，摆起腿屈膝向侧后上方举起，脚尖高于头顶；上体前倾，塌腰，两臂外旋，两掌向前合于胸前，掌心向内；目视前方 2. 转体，一侧掌屈指成"爪"，向一侧拉至肩前，另一侧手内旋，成"八字掌"，向斜侧上方撑出，腕与头顶同高；目视撑掌方向，停顿2秒
调理脾胃 须单举	蹬腿架掌	移重心，一侧腿支撑站立，另一侧腿屈膝上提，膝与腰同高，脚尖斜向下；提膝脚向前蹬出，膝关节伸直，脚跟与腰同高，脚尖向上，目视前方
	前举腿 低势平衡	支撑腿屈膝全蹲，脚跟着地；前举腿膝关节伸直，脚跟与腰同高，停顿2秒
两手攀足 固肾腰	吻靴	1. 上体前俯时，支撑腿脚尖向前，前伸腿膝关节伸直 2. 下颏触及脚尖（成"吻靴"状），停顿2秒；目视前下方
	蹬脚平衡	蹬脚平衡时，支撑腿伸直，脚尖朝前；蹬伸腿膝关节伸直，脚尖勾起，脚跟与腰同高，身体保持正直；同时，两掌向体侧下落，腕与肩同高，指尖向上，停顿2秒；目视前方

第三节 气舞的编排

编排是指采用艺术手法展示成套风格、动作、音乐、队形变化等元素。编排成套动作要注重内容丰富、风格突出、结构变化多样，充分体现艺术表现力。

一、气舞编排

气舞编排首先要紧扣气舞的规则，理解气舞的核心、风格和特色。

1. 气舞的核心：表现形式的统一性、完整性，画面的协调、优美、完整及整体完成动作的能力。

2. 气舞的风格：用艺术的形式来表现功法，用功法中的文化内涵和素材来传播、渲染和烘托气舞的意境之美、韵律之美、柔和之美和健康之美。健身气功与艺术的交汇融合，形成了独具特色的运动项目，传承中有创新，在创新中不断传承，二者独立而统一。

3. 气舞的特色：用中国健身气功协会推广的健身气功功法中的步法来贯穿整个气舞演练的始终，它区别于其他任何一种肢体语言表达的艺术形式，形成属于自己的特殊"符号"——健身气功·气舞艺术。

二、气舞审美元素

气舞审美元素主要包括结构元素、动作元素、音乐元素、空间利用、动作过渡和综合艺术表现等。

1. 结构元素：在编排气舞时要讲求结构，结构的艺术性和编排意图常常包含着审美观念。结构是"组合连接"，是将生活、观察感知和体验进行提炼、筛选，通过认识、联想、想象、情感等活动的参与而转化为初步艺术形象的再创造过程。在结构上要凸显对称性，其主要表现在协调、稳定、整齐、均衡上。这种美可以使观众在视觉上感到安宁、悦目、平和，产生一种宏阔安稳的愉悦感，给观众均衡、庄严的感觉并产生一种独特的审美视觉效果。结构完美，主要体现在完整性上，每个动作的起势、衔接、收势等都经过精心构思，上一个动作的结束自然过渡到下一个动作的开始，通过动静造型在空间上的相互转换形成气舞的功法套路。

2. 动作元素：气舞功法松紧结合、动静相间、三调相应、循序渐进等变化及空间上的往返穿插，演练者准确、完美完成整套动作，这些都将给人一种身心愉悦的感觉。动作柔和缓慢，舒展大方，淳朴自然，每个动作都有清晰的开始和结束造型。

3. 音乐元素：音乐的旋律具有韵律性、表情性和创造性，它最能表达演练者的情绪和情感。音乐的选用要有利于表现演练者的技术风格、特点及整套动作的主旨；要有利于演练者主题思想的表达、突出与支撑成套演练效果；要有利于展现成套动作质量、风格，并在音乐结构上给人留下流畅自然、完整统一的感觉。音乐思想、演练风格、动作等都应与主题思想相一致，演练者通过不同动作来诠释音乐的旋律、结构与音节。好的音乐可以满足人的情感需求，用音乐的美来满足人的精神需求，并让人产生视觉想象，使人的情感得到进一步的升华。音乐运用得巧妙可以提升每个演练者的美感和精气神，提升观众的想象力和音乐给观众带去的感染力。选用的音乐不仅要让演练者展示出音乐的节奏、速度及与音乐节拍的高度一致，更要让演练者用肢体动作演绎出音乐的风格、审美内涵、流畅雅韵及独特性；避免将不同风格音调的两首或多首乐曲剪接在一起，否则转换时会让人感到非常突兀；没有清晰的结束乐段，无任何引曲过渡及不必要的多曲混合，无论是情感上还是结构上均不能让人感到和谐统一；使用动效时不能破坏原曲的优雅感、流畅感，同时也要避免动效与音乐和表演的无关性；成套音乐的剪接技巧应尽量完美，音乐音质清晰，不同音乐的剪接要完整、连贯，自然和谐，有清晰的开始和结束音符。

4. 空间利用：要充分、合理、巧妙地利用场地空间，就要注重空间使用的均衡性、充分性，成套动作分布的合理有效性，动作连接的流畅性及集体动作的一致性等。

5. 动作过渡：从一个动作或步伐转换到另一个动作或者步伐，所选用动作应从调形-功法动作的一种形态，调息-功法动作的节奏（呼吸与动作配合），调心-功法导引的意境这三方面入手，其目标是"三调合一"。

6. 综合艺术表现：表现在团队配合默契程度，完成成套动作时表现的力度和速度，过渡与连接的连贯流畅程度，空间、层次变化的准确性，造型的美观与独特程度，队形变换的合理有效程度，移动路线到位的准确率，保持动作协调一致的效果，背景、服装、主旨的统一性。综合艺术表现体现在艺术结构的严谨性和完整性，艺术语言的准确性和鲜明性，艺术表现的民族性和独创性，艺术手法的经典性和多样性。服装、背景与音乐风格的一致，可以体现出艺术表现的完美性。

第五章 评分操作

第一节 基本要求

裁判员应熟练掌握竞赛规则和评分方法，熟记评分标准，根据运动员（队）临场比赛状况，按照各自岗位职责，做到反应及时、评判准确、操作正确，力求操作熟练、准确无误。

第二节 计算机评分操作

一、A 组裁判员

在健身气功功法比赛中，在熟记动作错误内容与扣分标准基础上，A 组裁判员根据运动员（队）临场完成动作情况，执笔迅速将扣分内容（含规格错误和动作失误）和扣分分值准确地记录在动作规格评分表上，当运动员（队）完成全套动作后，将整套动作中的累计扣分值准确输入系统，按"回车键"确认，评判结束，开始准备对下一个运动员（队）进行评判。例如：某运动员（队）在整套动作中累计扣 0.5 分，A 组裁判员直接在系统中输入"0.5"，按"回车键"确认。

在气舞比赛中，A 组裁判员根据运动员（队）临场完成动作情况，执笔迅速将气舞演练中的扣分内容和扣分分值准确地记录在表格上，当运动员（队）完成全套动作后，按照功法演示水平评分标准中的三档九级分数段，经纵向比较后，将确定的演示水平等级分记录在表格上，最后将给出的演示水平等级分加上 5 分再减去累计扣分值，得出该运动员功法展示分数，并准确输入系统，按"回车键"确认，评判结束，开始准备对下一个运动员（队）进行评判。例如：某运动员（队）在整套动作中累计扣 0.5 分，演示水平得分为 4.60 分，则该运动员（队）气舞的功法展示分应为"4.60+（5−0.5）=9.10（分）"，A 组裁判员须在系统中输入"9.10"，按"回车键"确认。

二、B 组裁判员

在健身气功功法比赛中，B 组裁判员根据运动员（队）的整套完成情况，按照演示水平评分标准中的三档九级分数段，经纵向比较后将确定的演示水平等级分记录在演示水平评分记录表上。当运动员（队）演示结束后，迅速将评定分数输入系统，按"回车键"确认，评判结束后，开始准备对下一个运动员（队）进行评判。例如：根据演示水平评分标准中的三档九级分数段，判定某运动员（队）演示水平分为 4.50 分，B 组裁判员直接在系统中输入"4.50"，按"回车键"确认。

在气舞比赛中，B 组裁判员根据运动员（队）的整套完成情况，按照艺术表现等级评分标准中的三档九级分数段，经纵向比较后将确定的艺术表现等级分记录在艺术表现评分记录表上。当运动员（队）演示结束后，迅速将分数输入系统，按"回车键"确认，评判结束，开始准备对下一个运动员（队）进行评判。例如：根据演示水平评分标准中的三档九级分数段，判定某运动员（队）艺术表现水平分为 9.20 分，B 组裁判员直接在系统中输入"9.20"，按"回车键"确认。

三、裁判长

裁判长根据运动员（队）的临场比赛状况，如运动员（队）出现"重做""着装不符合规程规定"等裁判长负责扣分的内容时，裁判长须在裁判长扣分表中记录扣分内容，当运动员（队）比赛结束后，须在电子记分系统中"裁判长扣分"栏中单击应扣分数值项，完成录入。例如：某运动员（队）着装不符合规程规定，裁判长须单击"裁判长扣分"栏，并在"裁判长扣分"栏中显示的"0.1"中再次单击，即完成对该运动员（队）的裁判长扣分。

四、最后得分的确定与示分

计算机操作员根据规则规程，提前设置好最后得分计算程序，运动员（队）的最后得分由电子记分系统自动算出，并在显示屏上公开示分。

第三节 手记评分操作

一、A 组裁判员

在健身气功功法比赛中，在熟记动作错误内容与扣分标准基础上，A 组裁判员根据运动员（队）临场完成动作情况，执笔迅速将扣分内容（含规格错误和动作失误）和扣分分值准确地记录在动作规格评分表上，当运动员（队）完成全套动作后，A 组裁判员自行计算该运动员（队）的动作规格应得分（5 分减去累计扣分），并迅速在翻分牌中翻出动作规格应得分，听从裁判长的统一口令（哨音）进行示分，示分结束后，开始准备对下一个运动员（队）进行评判。例如：某运动员（队）在整套动作中累计扣 0.5 分，A 组裁判员须迅速将翻分牌翻到"4.50"，按照裁判长统一口令进行示分。

在气舞比赛中，A 组裁判员根据运动员（队）临场完成动作情况，执笔迅速将气舞演练中的扣分内容和扣分分值准确地记录在表格上，当运动员（队）完成全套动作后，按照功法演示水平评分标准中的三档九级分数段，经纵向比较后将确定的演示水平等级分记录在表格上，最后将给出的演示水平等级分加上 5 分再减去累计扣分值，得出该运动员（队）功法展示分数，并迅速在翻分牌中翻出功法展示应得分，听从裁判长的统一口令（哨音）进行示分，示分结束后，开始准备对下一个运动员（队）进行评判。例如：某运动员（队）在整套动作中累计扣 0.5 分，演示水平得分为 4.60 分，则该运动员（队）气舞的功法展示分应为"4.60+（5−0.5）=9.10（分）"，A 组裁判员须迅速将翻分牌翻到"9.10"，按照裁判长统一口令进行示分。

二、B 组裁判员

在健身气功功法比赛中，B 组裁判员根据运动员（队）的整套完成情况，按照演示水平评分标准中的三档九级分数段，经纵向比较后，将确定的演示水平等级分记录在演示水平评分记录表上。当运动员（队）演示结束后，B 组裁判员迅速在翻分牌中翻出其演示水平应得分，听从裁判长的统一口令（哨音）进行示分，示分结束后，开始准备对下一个运动员（队）进行评判。例如：根据演示水平评分标准中的三档九级分数段，判定某运动员（队）演示水平分为 4.50 分，B 组裁判员须迅速在翻分牌翻到"4.50"，按照裁判长统一口令进行示分。

在气舞比赛中，B 组裁判员根据运动员（队）的整套完成情况，按照艺术表现等级评分标准中的三档九级分数段，经纵向比较后将确定的艺术表现等级分记录在艺术表现评分记录表上。当运动员（队）演练结束后，B 组裁判员迅速在翻分牌中翻出其艺术表现应得分，听从裁判长的统一口令（哨音）进行示分，示分结束后，开始准备对下一个运动员（队）进行评判。例如：根据艺术表现水平评分标准中的三档九级分数段，判定某运动员（队）艺术表现水平分为 9.20 分，B 组裁判员须迅速在翻分牌翻到"9.20"，按照裁判长统一口令进行示分。

三、裁判长

裁判长根据运动员（队）的临场比赛状况，如运动员（队）出现"重做""着装不符合规程规定"等裁判长负责扣分的内容时，裁判长须在裁判长扣分表中记录扣分内容，并在宣读运动员（队）应得分和最后得分时予以说明。

四、最后得分的确定与示分

裁判长席位上须安排 2 名计时记分员，其中 1 人负责计时和宣告分数，另 1 人负责记录和计算最后得分。每一个运动员（队）演练结束后，在裁判长统一口令（哨音）指挥下，A 组和 B 组裁判员有序示分，同时 1 名计时记分员须迅速、有序地宣读每个裁判员的公示分数，另一名计时记分员须在评分记录表中迅速记录每个裁判员的公示分数，并根据竞赛规则规程要求迅速计算出该运动员（队）的最后得分，然后迅速在翻分牌中翻出该运动员（队）的最后得分分值，交由裁判长进行最后得分的宣告和示分。

第六章　竞赛组织

第一节　赛前组织

一、成立竞赛组织机构

组织委员会（以下简称"组委会"）是负责竞赛工作的临时领导机构，主要由主办单位、承办单位、参赛单位、竞赛委员会、仲裁委员会、裁判委员会等有关人员组成，以决定竞赛方案、指导竞赛工作。组委会应设主任、副主任及委员等若干人，组委会下应设办公室、竞赛委员会、仲裁委员会、裁判委员会等机构，分别负责行政、竞赛及裁判等事宜，另根据需要还可设置宣传组、场地组、医疗保障组、安全保卫组、接待组等具体办事机构。

（一）办公室

办公室主要负责宣传教育、活动安排、经费使用、人员报到、生活管理、医疗卫生、安全保卫，以及开幕式、闭幕式和观众的组织。

（二）竞赛委员会

竞赛委员会是具体落实交流、展示竞赛活动的机构。根据不同的竞赛规模，可成立竞赛委员会、竞赛部或竞赛处，一般设主任 1 名，副主任 1～2 名，委员 1～3 名。其主要职责是贯彻公平、公正、公开的原则，监督仲裁、裁判工作，处理赛风赛纪问题。

（三）仲裁委员会

仲裁委员会主要受理竞赛期间的申诉事宜，并及时进行调查、听证、审议和做出裁决等。

（四）裁判委员会

裁判委员会由总裁判长、副总裁判长、裁判长以及裁判员等人员组成，负责大会竞赛期间的裁判等相关工作。

二、竞赛规程的制定与发布

竞赛规程是竞赛管理的纲领性文件，是竞赛组织者和参加者必须遵循的规章制度。竞赛规程一般由主办单位制定，规程制定要求文字简练准确，必要时可拟定征求意见稿，分发至参赛单位、承办单位及专家，修订后，由主办单位公布及下发。其主要内容应包括以下几个方面。

1. 竞赛名称。

2. 主办单位和承办单位。

3. 竞赛日期、地点。

4. 竞赛项目。

5. 参赛和竞赛办法。

6. 奖励办法。

7. 报名和报到事宜。

8. 裁判队伍、仲裁委员会的组成。

9. 未尽事宜和规程解释权归属。

以上内容可根据实际情况酌情增减，但须提前发至各参赛单位，使其有时间理解规程及备赛。另外，在涉及报名和报到具体事宜时，可再发补充通知。

三、组织报名工作

运动员（队）报名是竞赛的基础性工作，应根据竞赛规程和报名工作的相关规定制定报名表。报名表应简洁明了，应有利于秩序册的编制工作。报名表应包括参赛项目，队伍名称，领队、教练及运动员信息（含性别、身份证号、组别、联系方式等），气舞项目的比赛还应包括主旨说明及必选动作填报，报名表上须明确接收报名表地址；规程中对运动员（队）参赛资格有明确规定的，需要进行资格审查。

四、选派技术官员

技术官员包括仲裁人员、裁判员和辅助裁判员，是赛事活动中的监督和执裁队伍，技术官员做好各项工作是赛事顺利进行的重要保证。选拔技术官员的基本条件是：品行端正，身体健康，具有良好的敬业精神和职业道德；掌握一定的功法技术和专业基础理论；熟悉健身气功竞赛规则，能严肃、认真、公正、准确地做好工作。选派工作原则上应在赛事活动开始前 1 个月进行，由主办单位出具正式调请函分发至各技术官员所在单位，以确定技术官员。

五、编制秩序册

秩序册是竞赛组织工作的管理文件，是保证竞赛秩序、实施竞赛计划的重要文件。秩序册由编排记录长负责编制，由主办单位进行审定。秩序册应包括以下内容。

1. 竞赛规程及补充规定。
2. 赛事道德风尚奖评选办法。
3. 组委会及办事机构人员名单。
4. 仲裁委员会、裁判组成人员名单。
5. 大会日程表。
6. 竞赛日程表。
7. 运动队及运动员名单。
8. 竞赛分组名单。
9. 人员统计表。
10. 项目项次统计表。
11. 场馆分布示意图。

秩序册内容编制应注重格式简洁、美观大方、文表并茂。另外，在秩序册封面设计上应体现出竞赛名称、竞赛日期和地点、主承办单位等信息。

六、场馆布置及竞赛设备、器材的准备

场馆、设备与器材是保障竞赛顺利进行的必备物质条件，其样式、规格须符合竞赛规则所规定的标准。竞赛场地正面应设置显目的桁架喷绘展板，

内容应包括竞赛名称、主承办单位、竞赛时间地点等信息；除主竞赛场地外，还应有一定的训练场地或备用场地以及颁奖台；场馆应提前预备赛事所需的指示标志；应备有贵宾休息室、裁判员休息室、物品存放室等；设备、器材方面应根据赛事所需由承办单位提前购置。

七、保障工作

保障工作一般由主办单位和承办单位提前沟通落实，由承办单位主要负责。保障类工作主要包括准备赛事材料、食宿安排、交通服务、赛事宣传、安全及医疗保障等。

第二节　赛中组织

一、场地设施检查与会议安排

（一）技术官员报到、学习及参加动员会

应提前预订和分配好技术官员住宿，技术官员报到时须领取秩序册、证件及相关资料。按照大会日程，技术官员准时参加学习动员会，动员会由竞赛部主持，组委会相关领导以竞赛筹备状况和赛事纪律为内容向技术官员做说明并做思想动员工作；技术官员学习事宜由总裁判长负责，副总裁判长和裁判长协助落实。

（二）运动员（队）报到、资格审查

应由专人负责运动员（队）报到、资格审查事宜，在运动员（队）报到时向其发放秩序册、证件及参赛号码簿，并对竞赛中所涉及的会议安排、食宿交通做适当说明，协助运动员（队）顺利入住。

（三）第一次组委会及技术会议

组委会会议须在运动员（队）报到后，赛事开幕前一天举行，组委会全体成员及各工作部门负责人参加；由组委会主要领导介绍赛事筹备工作情况和赛事主要活动安排，并向全体委员、运动员（队）提出纪律等相关要求。技术会议由竞赛部主持，主要由总裁判长对裁判员学习状况做介绍说明，以

及对竞赛规程中所涉及的技术问题做解释说明；由仲裁委员会主任对仲裁事宜做说明；由编排记录长主持项目抽签工作。

（四）开幕式

运动员（队）及裁判员须派代表参加开幕式，开幕式一般由仪式议程和表演活动两部分组成。仪式议程应包括介绍领导嘉宾、升国旗奏国歌、承办单位领导致欢迎辞、主办单位领导致开幕辞，裁判员宣誓、运动员宣誓、组委会领导宣布开幕等。表演活动一般由承办单位负责组织开展，视具体情况可酌情删减。

（五）第二次组委会会议

第二次组委会会议通常在闭幕前一天或闭幕当天举行，各运动队领队或教练参加。由竞赛部主要领导介绍赛事开展情况，并根据编排记录组提供的赛事道德风尚奖统计结果及赛事道德风尚奖评选办法，评选和宣布赛事道德风尚奖获奖名单。

二、竞赛组织工作

（一）模拟演练

模拟演练须在赛事开幕前一天开展，在比赛场馆内举行。准备工作由竞赛部负责，具体现场工作由总裁判长主持，以检验场馆硬件设施和各项准备工作。通过组织模拟演练，既可以熟悉比赛场馆内场地布局，检查竞赛所需器材物品、成绩处理系统等方面的问题，还能对裁判组、编排记录组、检录组、宣告员、放音员、计时员、记分员等各组、各人员的协调配合方面进行查验。

（二）组织比赛

组织比赛是整个竞赛工作的核心环节，一切其他工作都围绕比赛来开展。组织比赛具体内容包括检录组检录、裁判员入场、运动员（队）入场、运动员（队）比赛、裁判组示分、裁判长宣分、运动员（队）候分、运动员（队）退场、编排记录组统计分数及公布名次奖项等。技术官员、运动员（队）、领队、教练员、工作人员必须遵守竞赛规则和赛事规程的要求，有序开展工作。

（三）仲裁

当运动队对执裁有异议时，可以提交书面申诉，由仲裁委员会进行技术调查，根据调查结果，依照竞赛规则、竞赛规程及裁判法做出裁决。

（四）颁奖工作

奖杯、奖牌、奖品、证书根据竞赛规程奖项设置和编排记录长的建议数量提前备置，获奖证书一般由编排记录组根据比赛成绩现场打印。比赛场馆原则上应设置颁奖台并布置颁奖环境，颁奖仪式须播放背景音乐。竞赛部应提前制定颁奖方案（含颁奖辞、颁奖顺序、奖杯奖牌的摆放、拍照人员的安排等），确定颁奖嘉宾，并安排引导颁奖嘉宾进行颁奖的礼仪人员。颁奖仪式中，颁奖主持人、检录组、编排记录组、奖杯奖牌摆放组、放音员、礼仪人员等相关人员应密切配合。

第三节　赛后组织

一、总结

在裁判长、编排记录长、检录长总结的基础上，总裁判组对裁判员、辅助裁判员以及各组协调配合状况进行总结，形成竞赛书面总结报告并提交至竞赛委员会。仲裁组根据比赛状况和各裁判组成员的实际表现，形成仲裁报告并提交至竞赛委员会。竞赛委员会须根据赛事实际运行状况形成总结报告并存档。

二、物资清点回收

主办单位、承办单位在闭幕式结束后须安排专人进行物资清点回收工作。所有登记在册的固定资产应按照"谁发放谁回收"的原则进行清点，要求分类明确、数据准确；清点完毕后，开始进行回收和处置，发现固定资产损失、遗失时应注明原因，报管理层批准并依财务程序办理销账手续。

三、财务决算

赛事财务决算由竞赛委员会下设办公室统筹管理，在比赛结束后，对应收、应付款项及时清理结算，撰写出准确详尽的财务报告，以了解整个赛事运作的收支情况，同时做好财务审计工作。

四、文件归档

文件归档由办公室和竞赛部统筹管理。文件一般包括成绩册、成绩公示原件、一定数量的秩序册、各类电子档材料、未发放的证书和奖牌奖杯、赛事录像视频等。

第七章　竞赛编排与记录

第一节　编排与记录的基本要求

编排与记录是整个赛事的一项重要基础工作，直接关系到竞赛能否科学、合理、有序地进行。因此编排记录工作人员须严谨认真、细致周密，熟悉竞赛规则规程，较熟练地掌握一定的计算机技术，有良好的沟通协调能力。

第二节　编排与记录的基本原则

一、规则规程先行原则

在秩序册编制和名次奖项录取方面，务必遵从竞赛规则规程要求，要根据竞赛规程中竞赛日期、日程、竞赛内容、竞赛办法及有关竞赛规定，拟定编排秩序册的基本方案。

二、时间均衡原则

根据竞赛日期和场地布置，合理安排大会日程表和竞赛日程表，在竞赛日程表里尽量均衡分布每单元、每场地竞赛时间；同一项目的比赛尽量集中在同一单元、同一场地进行；不同场地尽量安排不同项目同时比赛。

三、统筹兼顾原则

在竞赛日程表和竞赛分组中既要考虑运动员需要一定的合理休息时间，

又要考虑项目分布对裁判员执裁的影响度，有时还需要兼顾观众的观赏性需求和经组委会同意的个别代表队的特殊需求，更换场地时还须着重考虑配乐因素的影响。

四、标准美观原则

秩序册、成绩册以及各类竞赛表格在内容确定的基础上，要对字体、段落、行距、表格行高、列宽等格式进行调整，使文本排版尽量整齐、美观大方、文表并茂、清晰明了。

第三节 编排与记录的基本方法

一、熟悉竞赛规程

要通读竞赛规程，重点关注竞赛日期、运动员（队）参赛资格、参赛及竞赛办法、项目设置及奖励办法、赛事道德风尚奖评选等有关规定，根据规程拟定编排秩序册的基本方案。

二、审核报名表

报名截止后，编排记录组要对各代表队的原始报名表（以盖参赛单位公章的表格为准）进行仔细审查，与竞赛规则、竞赛规程要求不符或信息不全的报名表要及时上报主办单位，联络相关代表队给予妥善解决。

三、编排代表队名单、人数统计表、项目统计表

对审查合格的报名表按照一定的顺序（行政区划或拼音字母）统一排版代表队名单，注意"代表队名称""领队""教练员""运动员"这几项内容及运动员姓名的排列顺序，字体、行距等格式要保持整齐统一；人员统计表要注意按照性别分别统计领队、教练员、运动员及其他人员数量；在代表队名单及人员统计表中，同一人有多个身份时需要进行标注；项目统计表要按照规程设项顺序进行排列汇总。

四、编排大会日程表、竞赛日程表及竞赛分组名单

大会日程表根据竞赛规程中竞赛日期、场地数量及组委会提供的相关信息进行编排。在大会日程表中须体现运动员（队）、技术官员的报到及离会时间、地点，还须体现出竞赛期间的所有会议、竞赛活动单元及其他相关活动的具体时间、地点和参与人员，竞赛单元的具体时间须根据竞赛日程表确定。

编排竞赛日程表是编制秩序册的核心部分。竞赛日程表编排过程中，首先把审查合格的报名表统一汇总到一个报名总表中，从总表中筛选出所有竞赛项目，根据竞赛项目数量及单组项目演示时间，结合运动员（队）入场、退场、裁判评分和示分的时间计算出所有竞赛项目的总时长。其次，将总时长相对平均地分配到规程中所规定的竞赛天数或组委会确定的竞赛单元中。最后，根据竞赛单元时长，结合统筹兼顾原则，将竞赛项目相对合理地分布在每一竞赛单元中，以此确定每一竞赛单元的起止时间。

根据竞赛日程表的项目分布状况及竞赛顺序，对筛选出的竞赛分项名单进行对应排序、合理分组、标注，形成竞赛分组名单。根据竞赛分组名单制成单个竞赛分组表，并在技术会议上以抽签方式排列好运动员（队）的比赛出场顺序。

五、名次排列及成绩公示

根据抽签顺序表提前制作好每一项目的成绩公示表，并以裁判长签字生效的评分记录表中的成绩分数为准，将每一运动员（队）的成绩分数填入成绩公示表，依照竞赛规则及规程中的录取名次奖项办法进行排序列奖。将排序列奖后的成绩公示表打印后，交由编排记录长及总裁判长共同查验，签字生效。编排记录员将生效后的成绩公示表予以复印分发至竞赛部、仲裁组、总裁判组、检录组、颁奖组及宣告组，并在成绩公示栏上进行张贴公示。生效的评分记录表、成绩公示表原件须存档。

六、编制成绩册

将评选出的赛事道德风尚奖名单及各原始成绩公示表按照竞赛日程表中的竞赛顺序复印装订，形成成绩册。

第八章　竞赛礼仪

一、健身气功礼仪

并步直立，两手虎口交叉（男左女右，即男性左手在里面，女性右手在里面），叠于腹部，弯腰躬身约30°，目视前下方，稍停片刻，上身直立，两手自然下垂，目视受礼者。

二、参赛礼仪

运动员（队）在比赛开始前和完成比赛项目及领分后应向裁判席行健身气功礼。

三、竞赛期间礼仪

运动员（队）应遵守赛风赛纪，尊重裁判员和其他工作人员，举止得当，团结和谐。

附录　健身气功竞赛常用表格

见健身气功竞赛规则部分的附录一。